Guía Fácil y Rápida de Campos Electromagnéticos

99 Consejos

para Reducir la Exposición a Radiación Electromagnética Dañina

Incluye Peligros del 5G y Dispositivos Inteligentes

LOIS CADWALLADER, MA

con BILL CADWALLADER, MBA, EMRS
Y NELDA CANTÚ, EMRS

Especialistas Certificados en Radiación Electromagnética

Stop Dirty Electricity
Las Vegas, Nevada

Guía Fácil y Rápida de Campos Electromagnéticos
99 Consejos para Reducir la Exposición a Radiación Electromagnética Dañina
Incluye Peligros del 5G y Dispositivos Inteligentes

Stop Dirty Electricity
Las Vegas, Nevada
StopDirtyElectricity.com

ISBN-13: 978-1-7323650-6-3

Número de Control de la Biblioteca del Congreso:
2021914312

HEA021000: HEALTH & FITNESS / Safety

Impreso en los Estados Unidos de América

Liberación de Responsabilidad

Stop Dirty Electricity no pretende diagnosticar, tratar o curar ninguna condición médica o enfermedad. Stop Dirty Electricity no será responsable por daños incidentales o consecuentes, pérdida de ganancias, o ingresos en la mayor medida, dicha responsabilidad puede ser eximida por ley.

Contenido

Introducción

¿Electro-qué?

La Radiación Electromagnética es conocida por diferentes nombres:

- Electro-smog
- Contaminación Electromagnética
- Campos Electromagnéticos (CEM)
- Radiación Electromagnética
- Electricidad Sucia
- Interferencia Electromagnética
- Radio Frecuencia (RF)
- Inalámbrico/WiFi/Radiación Bluetooth
- Radiación de Microondas

A lo largo de este libro, me referiré a todo lo anterior como CEM, así como ofrezco 99 consejos útiles para ayudar a protegerlo a usted y a su familia.

Aunque no podemos escapar totalmente de la presencia de los CEM, podemos tomar medidas y adoptar hábitos que reducirán ampliamente nuestra exposición a radiación electromagnética dañina. La mayoría de los consejos incluidos en este libro son sencillos y gratis o casi gratis. La mayoría de estas soluciones pueden ser implementadas de inmediato o en muy poco tiempo. Son científicas y medibles.

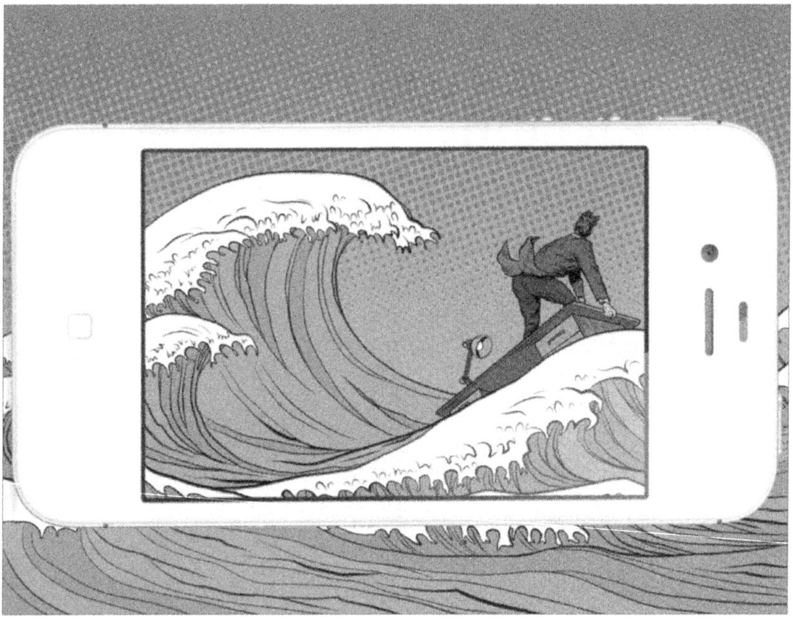

Todos vivimos en un mar de radiación electromagnética artificial que viene

- A través del AIRE
- De los CABLES.

¿Qué tanto es mucho?

Realmente nadie lo sabe. Pero el hecho es, que NO ha habido:

- Estudios pre-mercado.
- Estudios a largo plazo.
- Oportunidad para que una persona se excluya de esta tecnología.

Está en TODOS lados.

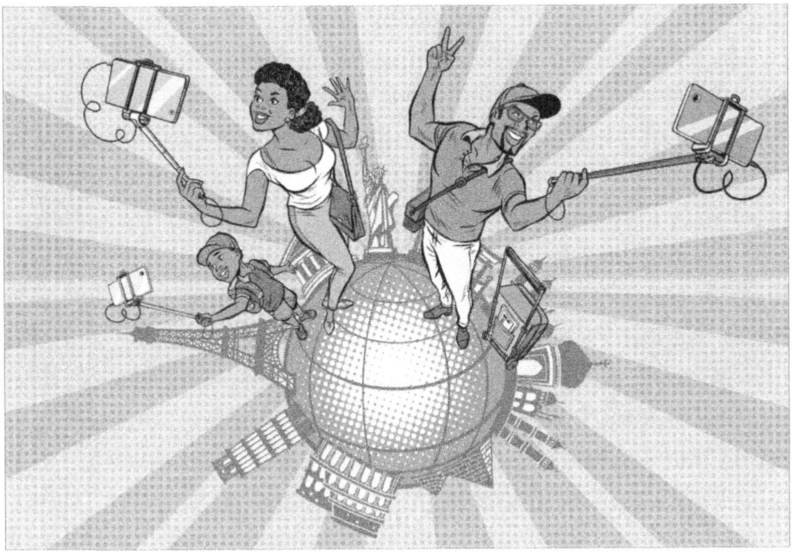

Ha sido demostrado que todos los CEM hechos por el hombre, incluidas las Frecuencias Extremadamente Bajas pueden:

- Romper el DNA de hebras simples y dobles
- Causar daño celular oxidativo
- Interrumpir el metabolismo y la comunicación celular
- Dañar la barrera hematoencefálica
- Reducir la producción de melatonina
- Alterar el metabolismo de la glucosa celular
- Generar proteínas de estrés
- Interrumpir los canales de calcio dependientes de voltaje

Solo por nombrar algunos. Y esto es verdad para ambos CEM alámbricos e inalámbricos.

Todas las anteriores condiciones de salud están bien documentadas. (Vea la Sección Sitios Web y Recursos.) El debate es sobre si los efectos anteriores sobre las células vivas importan para la salud humana en un modo medible. Y debido a que la gente no está cayendo muerta en cualquier lado por usar tecnología electrónica, científicos del gobierno y de la industria sostienen que los efectos anteriores no son significantes.

Pero el hecho que todos los CEM creados por el hombre afectan a las células vivas debería de preocuparnos a todos, seamos sintomáticos o no. Probablemente usted compró este libro porque ya sabe, o al menos sospecha, que los CEM nos están dañando a nosotros, a nuestra familia, a nuestro medioambiente y hasta a nuestras mascotas. Usted está buscando soluciones que pueda hacer inmediatamente que sean fáciles, rápidas y científicamente comprobadas.

Tenemos numerosos ataques contra nuestra salud, inmunidad y bienestar. No permitamos que los CEM posiblemente inclinen negativamente la balanza de los mecanismos de defensa inmunológica de nuestro cuerpo.

A medida que el 5G sea implementado, solo empeorará las cosas, ya que las antenas más chicas pueden ser traídas muy, muy cerca de su casa.

El 5G puede incluir un tipo de frecuencia de microondas llamada ondas milimétricas (MMW). Estas ondas milimétricas son las más rápidas, más cortas y con longitudes de onda de mayor intensidad dentro del espectro de microondas.

Esto no es solo una mejora del 4G. Es la siguiente mayor evolución en la comunicación inalámbrica. El 5G es la plataforma central para conectar todo con todos en todo momento. Será el soporte tecnológico necesario para dispositivos “inteligentes”.

Estos son algunos de los elementos cruciales para implementar el 5G:

- Densidad: La densidad de la red (i.e., agregar más estaciones base y puntos de acceso) será necesaria para acercar el acceso a la red a los usuarios individuales a lo largo de las calles de la ciudad, en edificios y en cualquier lugar intermedio. Esto significa agregar más antenas y sitios de células pequeñas. Las torres de telefonía celular ahora pueden estar tan cerca como 76 metros, o una a cada tres o doce casas en áreas urbanas o suburbanas, montadas en postes de luz. Las velocidades serán 20 veces más rápidas que la actual tecnología 4G.
- Virtualización: Para manejar el espectro de manera efectiva, los equipos físicos se trasladarán a entornos virtualizados que operarán en centros de datos centralizados utilizando como soluciones redes de acceso de radio centralizadas (C-RAN), virtualización de funciones de red (NFV) y virtualización celular.
- Agregación: La agregación de operadores combina múltiples operadores de componentes en todo el espectro disponible para combinar trozos de banda ancha, incrementar las tasas de datos y mejorar el desempeño de la red.
- Múltiple Entrada / Múltiple Salida (MIMO): Miles de elementos de antena activos trabajarán juntos para proveer MIMO.
- Su teléfono inteligente como un CONCENTRADOR (HUB) Inteligente: El acceso de banda ancha móvil de super alta velocidad y la cobertura verdaderamente presente en todos los lugares y nítida permitirá que todos los aparatos inteligentes se comuniquen directamente ente ellos y su teléfono celular inteligente 5G actuará como el CONCENTRADOR (HUB). Piense en

su teléfono inteligente como el último control universal.

- Baja Latencia: Sin tiempo de espera para la transmisión de video. Muy alta fiabilidad, cobertura global.

Además de traernos fuentes de radiación electromagnética más cerca de nosotros, proporciona una vía de vigilancia extrema. El 5G es uno de los más insidiosos invasores de privacidad jamás promovido.

Esta nueva tecnología, como versiones anteriores, permanece sin probarse y es inevitable. No hay opción de ¨no participar". ¿Qué le está haciendo a nuestra salud y a cuánta radiación debemos someternos?

¿Recuerda la pandemia COVID-19? Al igual que a los CEM, no pudimos ver, tocar, ni oler a ese enemigo invisible. Ahora es un buen tiempo para aliviar y proteger nuestro sistema inmunológico tanto como sea posible.

Estos consejos se implementan mejor en una vivienda independiente. Si vive en un complejo de departamentos o en espacio habitable adjunto, estos consejos le serán menos efectivos debido a la radiación que viene de sus vecinos. Pero haga lo que pueda, porque incluso pequeños cambios pueden generar grandes reducciones en los niveles de CEM.

Si desea conocer toda la historia a fondo, la historia de la colusión y el encubrimiento entre la industria y el gobierno, la investigación y las soluciones extendidas, consulte el libro del cual soy co-autora, *EXPOSED: The Electronic Sickening of America and How to Protect Yourself – Includes Dangers of 5G & Smart Devices.*

Pero si solo quiere conocer la historia corta de que hacer ahora mismo, este es el libro correcto para leer.

Empecemos.

—Lois Cadwallader
Las Vegas, Nevada

Zzzzzz – Proteja Su Área de Descanso

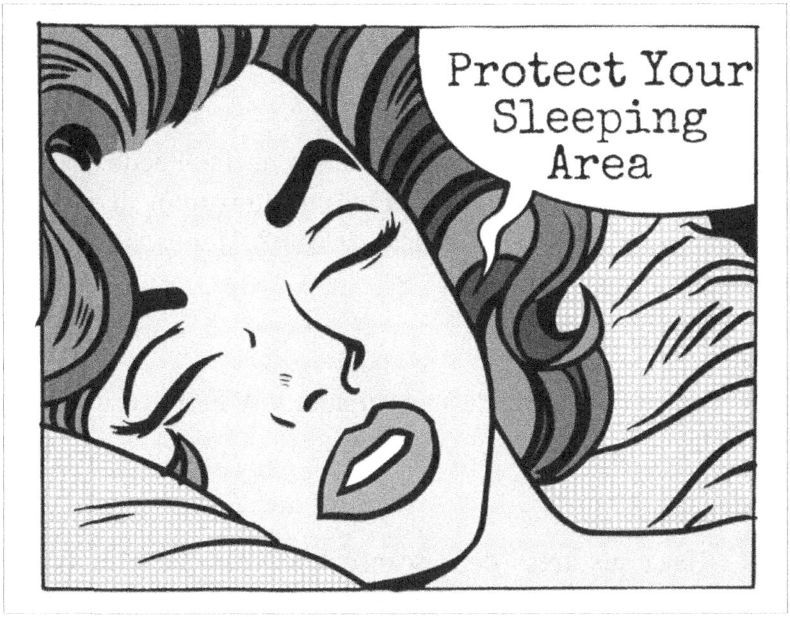

La mayoría de los profesionales de la salud están de acuerdo en que la cantidad adecuada y la buena calidad de sueño son necesarios para que el sistema inmunológico se recargue. Los CEM pueden interferir con su sueño y es posible que usted ni siquiera lo sepa. Aquí está lo que puede hacer al respecto:

1 Mueva las estaciones de carga de su teléfono celular afuera de sus recámaras o lo más lejos posible. Este es el #1 por una razón. La mayoría de la gente no se da cuenta que está siendo expuesta a radiación por los cables cargadores, así como por la radiación inalámbrica de sus celulares. Un celular emana peligrosos niveles de radiación 24/7, incluso cuando no está en uso.

2 Mueva su enrutador tan lejos como sea posible de sus áreas de descanso y áreas de estar.

3 Apague su enrutador / WiFi en la noche. Puede usar un programador de horario (timer) o un interruptor de control remoto para facilidad de uso. ¿Costo? Menos de $15.00 dólares.

4 O mejor aún, prenda su enrutador y WiFi solo cuando los necesite.

5 Haga sus áreas de descanso tan "bajas en tecnología" como usted pueda. Corte la energía de todos los electrónicos en la noche. Esto incluiría televisiones, bocinas, etc. (Vea la Sección Revisión Integral para la Seguridad en el Hogar – Recámara.) De nuevo, usted puede usar un programador de horario (timer) o un interruptor de control remoto para facilidad de uso.

6 Desenchufe lámparas, relojes, etc., que estén cerca de sus áreas de descanso. De nuevo, usted puede usar un programador de horario (Timer) o un interruptor de control remoto para facilidad de uso.

7 Si realmente quiere ponerse serio, apague los interruptores de circuitos durante las horas de sueño. (Asegúrese que los dispositivos indispensables como un sistema de alarma, dispositivos médicos y refrigerador no sean afectados.)

8 Use una "mosquitera anti-radiación para cama," la cual funciona muy bien y tiene aspecto atractivo. Pero cuesta algo de dinero. Puede encontrar una mosquitera anti-radiación para cama (bed canopy) en línea en www.slt.co (Use el código safe7 para obtener un 10% de descuento.)

9 Limite el tiempo que pasa frente a una pantalla antes de ir a dormir. La luz azul que emana de la pantalla, además de los CEM, interrumpen el sueño y disminuyen la producción de melatonina. Usted también puede comprar lentes con vidrios que bloquean la luz azul o protectores de pantalla.

10 Remueva las colchas y los cojines eléctricos de su cama. Asegúrese de desenchufarlos por completo.

11 Reemplace los colchones que tengan resortes internos metálicos por colchones de materiales no metálicos.

12 Si tiene una cama eléctrica, desconéctela mientras duerme. O como mencioné arriba, use un interruptor de control remoto para apagar la cama mientras duerme.

Note: Tip #78 Use filtros enchufables de electricidad sucia, es particularmente importante aplicarlos en su área de descanso. Lo incluyo en la Sección de Soluciones Avanzadas porque los filtros hay que pedirlos y cada filtro cuesta $29 dólares. Pero es algo que puede hacer inmediatamente para reducir la electricidad sucia.

La Distancia Es Su Amigo

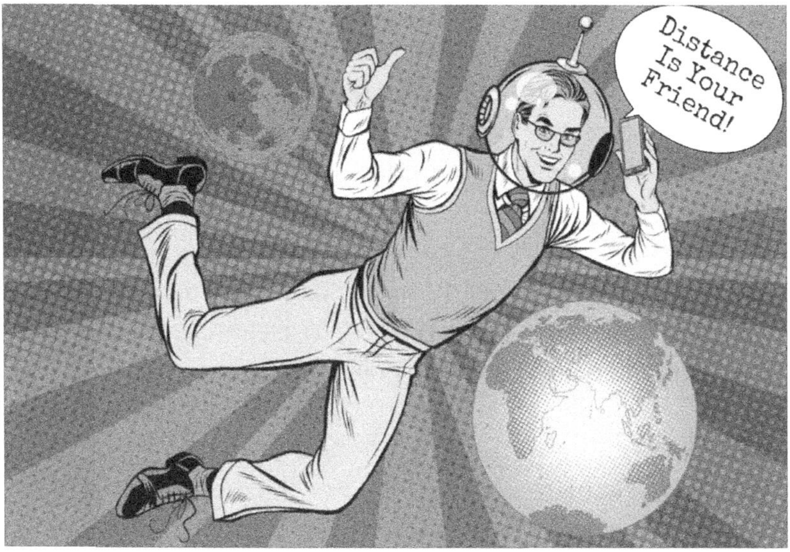

13 Cuando hable por teléfono celular u otro dispositivo electrónico de comunicación, use el modo alta voz lo más posible. Entiendo que esto no es posible si usted está en un lugar ruidoso, pero trate de no poner su celular cerca de su oído.

14 Cuando sea posible, coloque los celulares o tabletas lo más lejos de su cuerpo cuando no estén en uso.

15 Mueva su silla lejos de la pared cuando esté sentado. El cableado que no se puede ver que está dentro de su pared puede ser una fuente de CEM.

16 Revise la pared de atrás de su cama. Si hay una caja de interruptores, un medidor de servicios públicos o una unidad de aire acondicionado/calefacción en o cerca de esa pared en donde usted pone su cabeza sobre la almohada, reubique su cama para que esté lejos de estos objetos. De ser posible, sepárese 1.8-2.4 metros de esos elementos, ya que pueden producir altos niveles de radiación magnética.

17 Mueva la cama de su mascota lejos de la pared. De ser posible, aléjela 1.8-2.4 metros. Y asegúrese que la cama de su mascota esté lejos de dispositivos inalámbricos.

18 Si requiere usar un horno de microondas, salga de la habitación cuando esté encendido. Y no olvide a sus mascotas. ¿Qué tan lejos? Entre a: www.StopDirtyElectricity.com y desplácese hasta abajo para ver el video de 1 minuto.

19 Si usa un dispositivo médico, aléjelo tan lejos de su cuerpo como el cable se lo permita.

20 La distancia es su amigo. Siempre que sea posible, aléjese de todos los electrónicos, tanto los dispositivos alámbricos como los inalámbricos.

21 Coloque su lugar de trabajo / computadora en un escritorio con ruedas y aléjelo de la pared y de los cables eléctricos cuando lo esté usando.

22 Evite vivir o trabajar cerca de líneas de alta tensión. Trate de estar a al menos 400 metros de distancia. Esto debe ser medido. (Consulte la Sección Sitios Web y Recursos.)

23 Evite vivir o trabajar cerca de una antena de telefonía celular. Trate de estar al menos a 1.6 kms de distancia. Esto debe ser medido. Consulte Antenna Search: http://www.antennasearch.com para ubicar antenas de telefonía celular a menos de 3.2 kms.

NOTAS

Practique Tecnología Segura

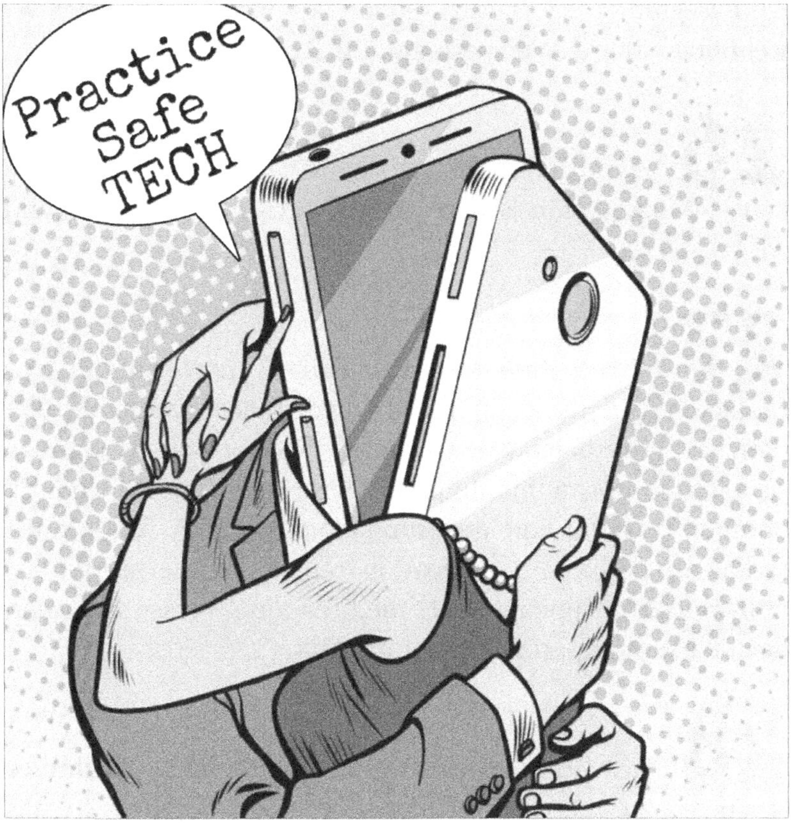

24 Cuando lleve su teléfono celular en su cuerpo, ENCIENDA el Modo Avión y APAGUE el Bluetooth y el WiFi. Esta es la única forma segura de llevar un celular. (Nota: usted no recibirá llamadas telefónicas, mensajes de texto o datos en este modo, solo recuerde revertir esto cuando ya no lleve el teléfono en su cuerpo.)

25 Importante: Muchos nuevos dispositivos tienen reconexión automática, así que debe revisarlos periódicamente para asegurarse que el Modo Avión permanezca ENCENDIDO y el Bluetooth y el WiFi permanezcan APAGADOS.

26 Descargue libros, música, videos y juegos. Disfrute con el Modo Avión ENCENDIDO y el Bluetooth y el WiFi APAGADO.

27 No confíe su seguridad a una "funda anti-radiación." Piénselo, si usted puede hacer y recibir una llamada, la radiación tiene que filtrarse por algún lugar. Y su teléfono normalmente tiene que trabajar más duro para obtener la señal con una funda puesta. Una funda anti-radiación podría intensificar la radiación. Ciertas fundas anti-radiación pueden ser mejores que otras. Si usted decide usar una, esta debe ser medida.

28 Evite colocar dispositivos electrónicos portátiles en su regazo. En su lugar, póngalos sobre una mesa lo más lejos posible. Usted incluso puede enchufar sus dispositivos portátiles a una conexión Ethernet.

29 Use los aparatos electrónicos en modo batería y no enchufados. Recuerde, los CEM vienen de CABLES así como a través del AIRE. Usualmente las baterías no son un problema.

Vaya Retro

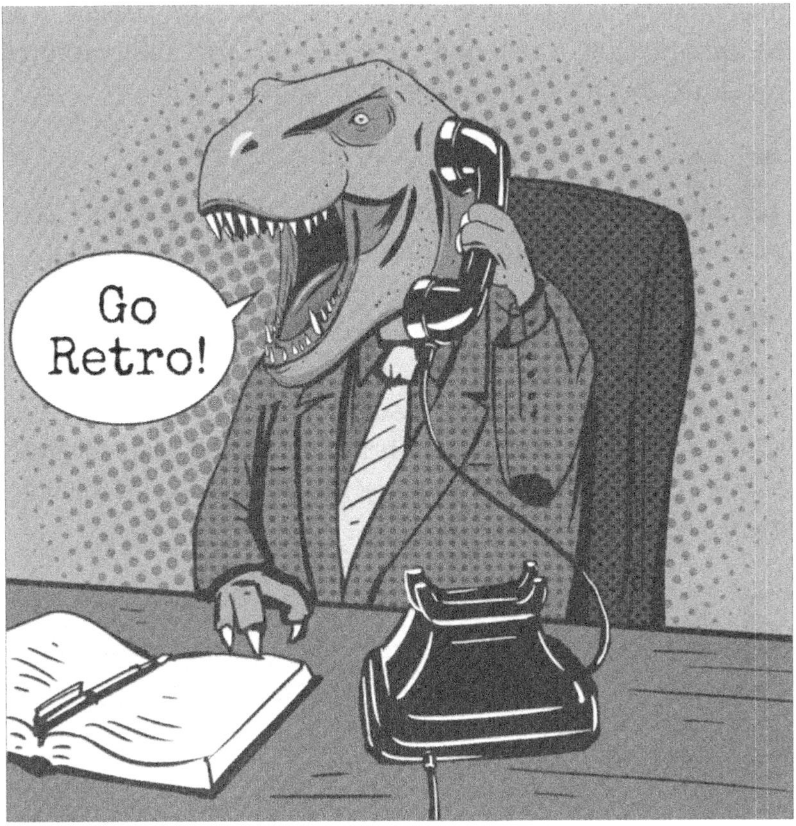

30 Reemplace la iluminación fluorescente, CFL (ahorradores) y LED por incandescente o focos de luz halógena incandescente. Asegúrese que los focos de luz halógena sean del tipo con base ancha para atornillar.

31 Si tiene reguladores de intensidad de luz (Dimmers), APÁGUELOS completamente cuando no los use, no basta con ponerlos “abajo”. Y si no está “casado” con su iluminación ambiental, remplácelos por interruptores regulares de encendido/apagado.

32 Conserve un teléfono fijo si es posible. Usted puede desviar las llamadas de su celular a su teléfono fijo.

33 Reemplace todos los teléfonos inalámbricos por teléfonos fijos alámbricos. Asegúrese que no haya ningún aparato de teléfono inalámbrico. La base del teléfono inalámbrico emana 24/7 peligrosos niveles de radiación, incluso cuando no está en uso.

34 Rechace el concepto de “Hogar Inteligente”. Mantenga sus viejos electrodomésticos que no tienen sensores inalámbricos; i.e., no electrodomésticos “inteligentes”.

35 Si debe comprar un electrodoméstico nuevo, investigue uno nuevo pero modelo viejo de los que no traen sensores inalámbricos . . . mientras todavía se puedan encontrar.

36 Conéctese con cable, cablee sus dispositivos electrónicos siempre que sea posible, en lugar de depender de la tecnología inalámbrica.

37 Reemplace el ratón inalámbrico de la computadora (mouse) por un ratón alámbrico.

38 Reemplace el teclado inalámbrico por un teclado alámbrico.

39 Conecte su impresora con cable. También es necesario deshabilitar el sensor inalámbrico integrado en la impresora. Esto es difícil, pero se puede hacer. Revise el manual del propietario o llame al fabricante.

40 O si es más fácil, solo desenchufe la impresora cuando no esté en uso. Usted puede comprar un interruptor de control remoto. ¿Costo? Menos de $15 dólares.

41 Utilice un cable Ethernet en lugar de WiFi / Inalámbrico. Hay adaptadores Ethernet para la mayoría de los dispositivos electrónicos.

42 Evite "bocinas inteligentes," bocinas Bluetooth y otros aparatos para "Casas Inteligentes". Estos aparatos son dañinos y usted puede no estar consciente de cuántos aparatos pueden ser "inteligentes". (Consulte la Sección Revisión Integral para la Seguridad en el Hogar.)

Solo Diga No

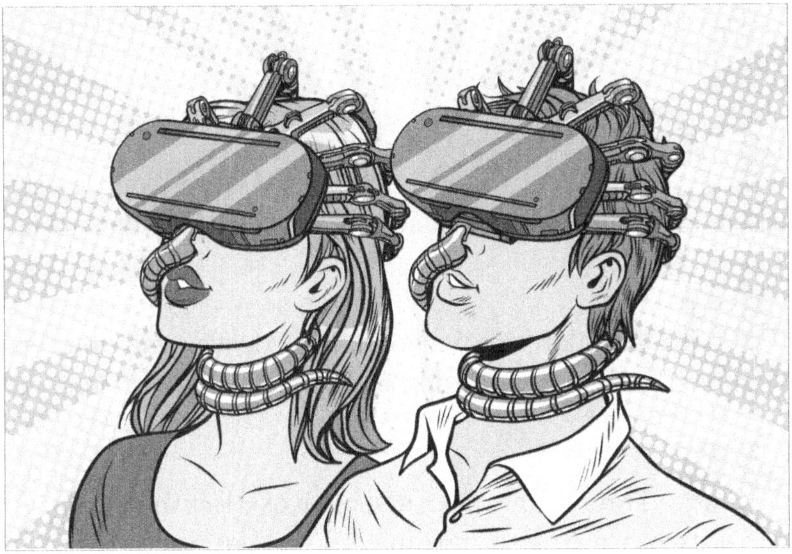

43 Solo diga NO a la “actualización” del 5G.

44 No use un dispositivo de acondicionamiento físico inalámbrico/ reloj inteligente. Si debe usar uno, al menos quíteselo por la noche o cuando no esté haciendo ejercicio.

45 Nunca use un auricular manos libres inalámbrico Bluetooth. Si debe usar uno, apáguelo y quítelo de su oreja inmediatamente cuando no lo esté usando. En su lugar, use un auricular alámbrico.

46 Nunca use auriculares para la cabeza inalámbricos. Si debe usarlos, apáguelos e inmediatamente quítelos de su cabeza cuando no los use. En su lugar utilice un juego de auriculares alámbricos para la cabeza.

47 Atención, "jugadores de video juegos" nunca usen cascos inalámbricos de Realidad Virtual o Realidad Aumentada.

48 "Jugadores de Video Juegos" deben usar controles alámbricos. Asegurarse de deshabilitar la función inalámbrica.

49 Trate de no usar dispositivos electrónicos en un carro, tren o metro en movimiento. Espere hasta que salga del vehículo de transporte para usar el dispositivo o revisar sus mensajes.

50 Si usted es hipersensible electromagnético y debe usar la función Geolocalizador (GPS) de su celular mientras viaja, escriba la dirección, luego Encienda el Modo Avión y Apague el Bluetooth y el WiFi. Esto le da la mayoría de las funciones a su Geolocalizador (GPS).

51 Si tiene un "medidor de luz inteligente" (smart meter) con pantalla digital, dígale a su compañía de servicios que quiere "optar por no participar" y regresar a un medidor análogo. (Hay una tarifa, la cual varia de estado a estado.)

¿Es Usted Sensible a los Campos Electromagnéticos?

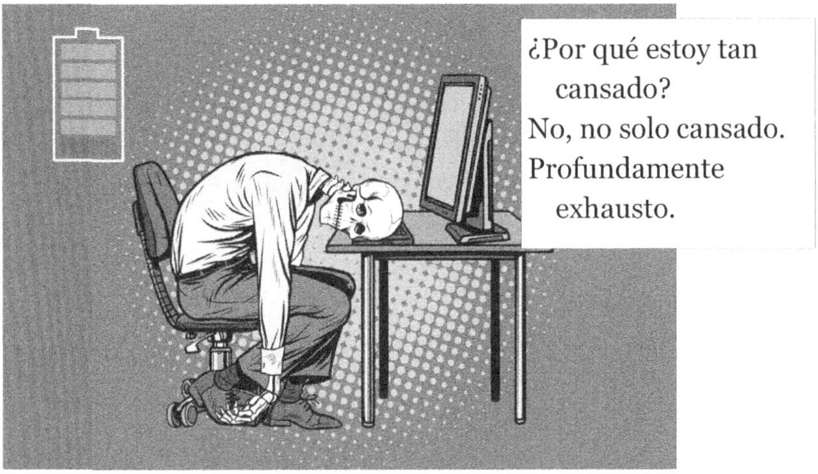

¿Tiene usted EHS?
(Hipersensibilidad Electromagnética)

Los CEM nos afectan a todos a nivel celular, seamos o no sintomáticos. Pero algunas personas son altamente sensibles a la radiación electromagnética. Es como si fueran alérgicos a los CEM.

Tome nota de lo siguiente:

✓ ¿Vivo con un malestar de síntomas vagos no diagnosticados? (dolor de cabeza, nausea, mareos, palpitaciones cardiacas, debilidad, sensación de "zumbido", por mencionar algunos.)

✓ ¿Noto alguna diferencia en mis síntomas al usar tecnología?

- ✓ ¿He descartado algunas condiciones médicas con un profesional de la salud?
- ✓ ¿Porqué estoy peor en ciertas habitaciones o lugares?
- ✓ ¿Hay algún lugar en donde mis síntomas están particularmente peor?
- ✓ ¿Me siento mejor cuando estoy lejos de casa?
- ✓ ¿Hay algún lugar en donde mis síntomas retroceden o desaparecen por completo?
- ✓ ¿Mis síntomas desaparecen cuando estoy visitando otros lugares?

52 Busque un excelente apoyo nutricional.

53 Limite el tiempo de uso de cualquier tipo de dispositivo electrónico tanto como sea posible. ENCIENDA el modo Avión y APAGUE el Bluetooth y el WiFi.

54 Aléjese de todos los dispositivos electrónicos tanto como sea posible.

55 Consulte a un profesional de la salud que esté consciente de los CEM.

56 Considere la posibilidad de usar ropa blindada si usted es extremadamente sensible a los CEM.

57 Considere ajustar su área de descanso a un lugar menos denso de CEM.

58 Contrate a un Especialista Certificado en Radiación Electromagnética como consultor. Si usted es EHS a los CEM, busque ayuda rápido. Aún tiene algo de tiempo antes de que la infraestructura 5G esté totalmente establecida y activada. Sólo empeorará cuando la red 5G esté totalmente implementada.

59 Lloyd Burrell es uno de los líderes expertos en EHS. Visite su sitio web: www.Electricsense.com.

60 Evite los productos no comprobados para remediar los CEM. Como una vez admitió un amigo de hace mucho tiempo de telemercadeo, "Bueno para venderse; malo para comprarse."

Los collares, aceites y calcomanías pueden llevarle a una falsa sensación de seguridad. El único camino probado para reducir o eliminar los peligros de los CEM es reducir o eliminar los niveles de exposición, tanto del AIRE como de los CABLES.

O si le gusta usar esos productos y se siente mejor usándolos, adelante. Sólo no haga de los "dispositivos de energía sutil" su único método de defensa. Usted aún necesita reducir sus niveles de exposición a los CEM. Y eso es científico y medible.

Para comprobar sus beneficios, después de reducir tantos CEM como pueda, utilícelos por 1-2 semanas y vea como se siente. Luego deje de usarlos por 1-2 semanas y observe la diferencia.

NOTAS

Desenchufe!

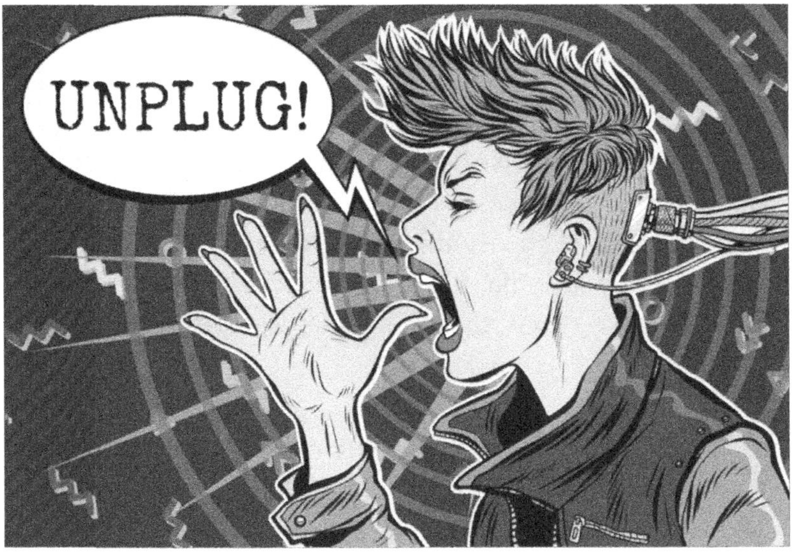

61 Corte la energía de los aparatos electrónicos y electrodomésticos siempre que no los esté usando. (Recuerde, los CEM vienen de extensiones eléctricas y cables, así como de WiFi, inalámbrico y Bluetooth, incluso cuando no están en uso.)

Usted puede usar una barra multicontactos y cortar la energía de los electrodomésticos cuando no se estén usando. O puede usar un interruptor de control remoto. O simplemente desenchufar las cosas que no esté usando.

62 Si usted tiene un sillón reclinable eléctrico, puede ajustarlo a una posición confortable. Puede usar un interruptor de control remoto para después cortar la energía y sentarse de una manera segura en su sillón reclinable. Luego simplemente vuelva a encenderlo para reajustar la posición. ¿Costo? Menos de $15 dólares.

63 Tómese un "día libre de tecnología." Desconéctese de todos los dispositivos electrónicos, ambos alámbricos e inalámbricos tanto como sea posible. Practique esto de forma regular. (Este es un concepto interesante llamado 24/6: Tómese un día libre de tecnología una vez a la semana. https://www.24sixlife.com/resources.)

64 Busque oportunidades para aprovechar la luz solar natural cuando sea posible.

65 Pase el mayor tiempo posible al aire libre en un ambiente natural.

Protegiendo a Nuestros Niños

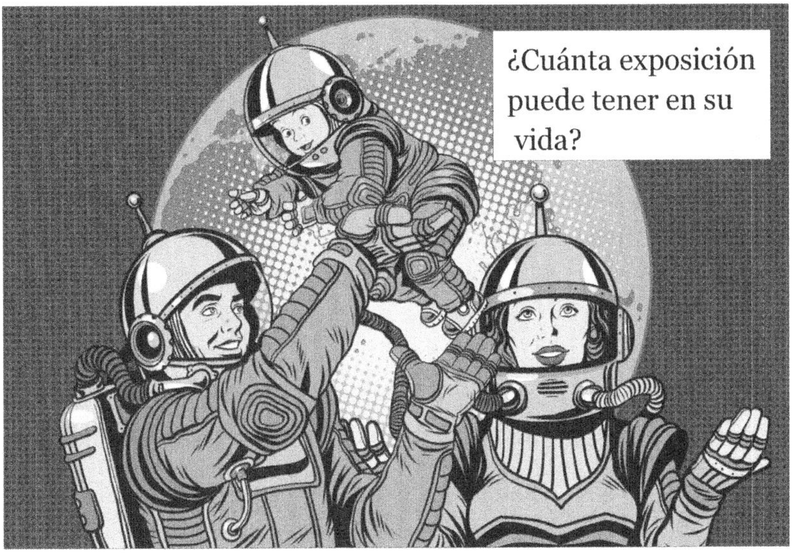

66 Le recomiendo que no use monitores de bebé. Si usa uno, debe ser medido para determinar si hay una distancia segura para ambos el bebé y los padres. Revise este video de 1 minuto para que vea el peligro de la radiación de un monitor de bebé inalámbrico: https://youtu.be/aH-fOn_i5dM.

Consulte Tech Wellness para obtener un monitor de bebé bajo en CEM: https://techwellness.com/ (Use el código safe7 para obtener un 5% de descuento.)

67 Resista los productos para bebé de alta tecnología, como pañales WiFi, biberones Bluetooth, chupones inalámbricos, etc., y elija solo los productos simples. (Consulte una lista de posibles dispositivos inalámbricos para bebé bajo el título El Cuarto del Bebé en la Sección Revisión Integral para la Seguridad en el Hogar.)

68 Incremente el contacto físico, abrazos y las conversaciones con contacto visual intencional.

Lea mi artículo, "How Modern Technology Is Destroying Our Children's Health And What To Do About It," en: https://www.electricsense.com/technology-destroying-health/.

69 No permita que los niños pequeños tengan acceso ilimitado a electrónicos, ya sean alámbricos o inalámbricos.

70 Retire todos los electrónicos de la mesa del comedor y de las recámaras.

71 Hágales saber a sus hijos mayores que por su seguridad y su salud esto es importante para usted y que no está eliminando la tecnología, sino les está ayudando a aprender a dominarla.

72 Involucre a sus hijos en la decisión de cuáles pasos tomarán para reducir su exposición a la radiación y obtener control sobre la intrusión de dispositivos electrónicos. Pasos de bebé, pasos de bebé. Incluso podría vincularlos "permitiéndoles" marcar consejos en este libro.

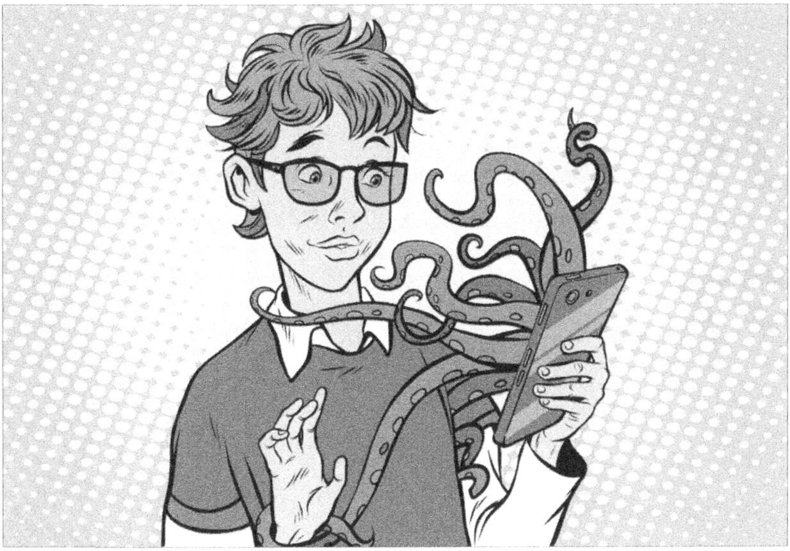

73 Deje que sus hijos adolescentes investiguen y exploren temas de gran interés como la vigilancia, las controversias del 5G, el aumento de tumores cerebrales GBM (Glioblastomas Multiformes), el daño reproductivo por exposición a CEM, el daño ambiental, etc. Póngase alerta acerca de esto. (Consulte la Sección Sitios Web y Recursos.) Y revise mi artículo, "Is Your Cell Phone Spying on You" en: https://www.electricsense.com/cell-phone-spying/.

74 Platique con sus hijos y acuerden actividades de diversión familiar de baja tecnología: senderismo, ciclismo, cocina, juegos de mesa, conciertos, viajes, deportes, etc.

75 Sugiera a sus adolescentes que no estar disponible a través de los electrónicos 24/7 puede ser algo "genial", ya que agregaría un cierto "misterio" o "independencia" a su persona en las redes sociales.

76 Si usted sospecha que tiene una adicción digital grave, es posible que requiera buscar ayuda profesional.

77 Lea, lea, lea a sus hijos pequeños.

Soluciones Avanzadas

La mayoría de los consejos anteriores son cosas que usted puede hacer por su cuenta y requieren muy poco tiempo y dinero. Esta sección contiene pasos muy importantes para disminuir su exposición a CEM. Pero estas acciones requieren un mayor nivel de compromiso cuando usted esté listo.

78 Use filtros enchufables de electricidad sucia para reducir los CEM en áreas en donde usted duerme y en donde permanece parado o sentado durante cualquier período de tiempo. Estos son efectivos. De todas las acciones enlistadas en esta sección, yo le recomendaría los filtros enchufables para electricidad sucia como su primera compra.

Sin embargo, hay tres puntos de precaución:

1. Los filtros para electricidad sucia reducen efectivamente la electricidad sucia. Pero cuando existen errores en el cableado, en ocasiones pueden incrementar los campos magnéticos. Si esto pasa, consulte a un especialista certificado en CEM para obtener soluciones.
2. Hay algunas personas que son hipersensibles a los campos electromagnéticos que reaccionan mejor con uno u otro filtro. Si usted es EHS a los CEM, es posible que quiera comparar cómo se siente con los diferentes filtros y determinar cuál funciona mejor para usted. Pruébelos. Si tiene una reacción negativa, retírelo y pruebe otro tipo de filtro. Si ninguno es

adecuado para usted, hay otras opciones de filtros para personas EHS a los CEM, pero son más caros. Greenwave tiene un tipo diferente de filtro que a algunas personas EHS a los CEM les funciona mejor, al mismo precio.

3. Rara vez sucede, pero si se siente peor cuando conecta filtros para electricidad sucia, quítelos y llame ya sea a un Especialista Certificado en Radiación Electromagnética o al fabricante del filtro.

Entonces, ya después de seguir las precauciones anteriores, ya puede usted utilizar los filtros para electricidad sucia y ellos bajarán dramáticamente los niveles de electricidad sucia de los cables. Esto es medible de forma instantánea y dramática.

Hay dos filtros que yo recomiendo:

✓ Filtros de electricidad sucia Greenwave, que pueden ser comprados en: www.greenwavefilters.com (Use el código safe7 para obtener un 5% de descuento.)

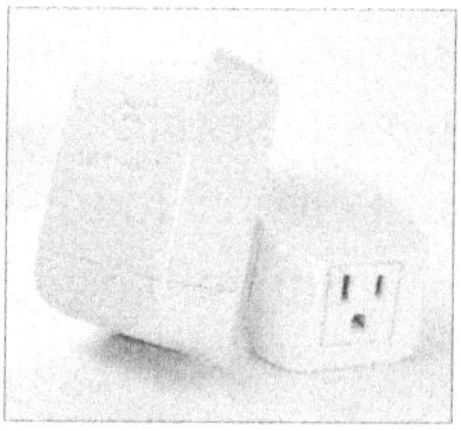

Greenwave

✓ Aquí está el enlace directo al producto: www.lessemf.com. Aquí está el enlace directo al producto: filtro Stetzer.

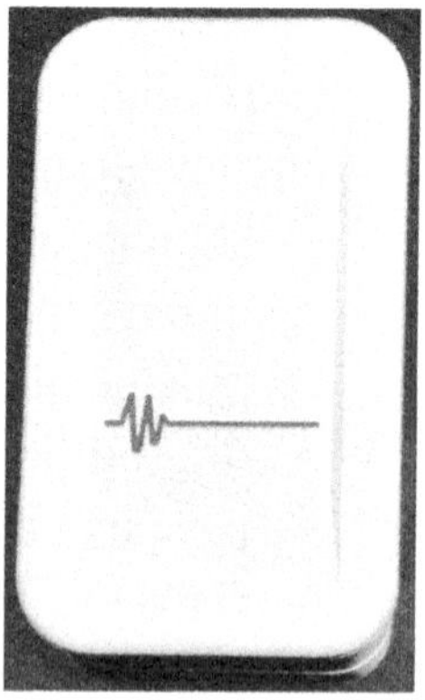

Stetzer

79 Mida. Adquiera aparatos de medición de CEM de buena calidad.

Hay muchos buenos aparatos de medición disponibles. Yo recomiendo los aquí enlistados porque son de buena calidad, fáciles de adquirir y de usar y a precio razonable.

Estos tres aparatos de medición le permitirán medir CEM a través del AIRE y de los CABLES:

1. La radiación que viaja a través del AIRE - WiFi, Wireless, Bluetooth, Dispositivos Inteligentes puede ser medida ya sea con:

   ✓ Safe and Sound Classic

   O

   ✓ Acousticom 2

Ambos aparatos de medición pueden ser comprados en: www.slt.co (Use el código safe7 para obtener un 10% de descuento.)

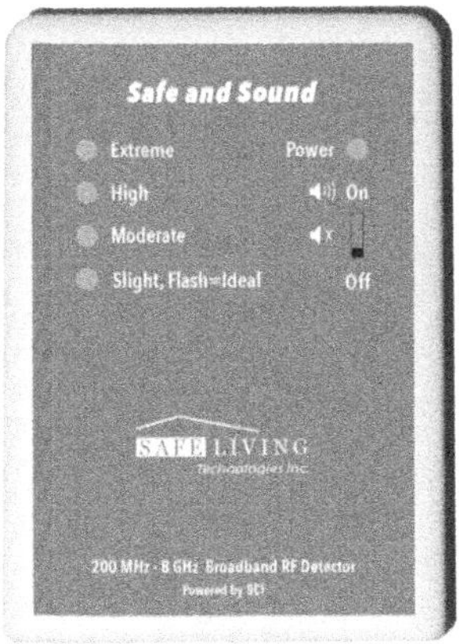

Medidor
Safe and Sound
Classic

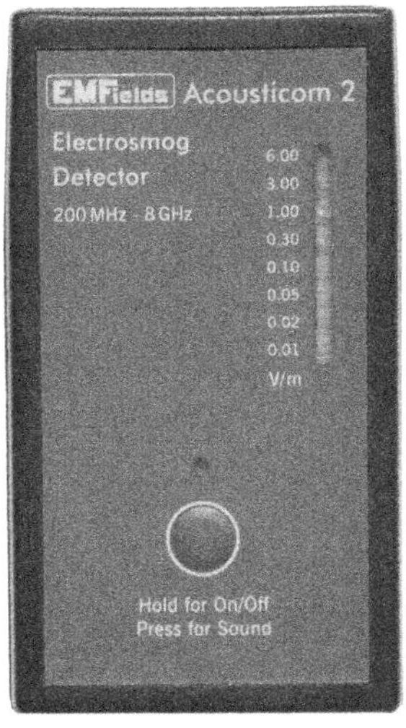

Medidor
Acousticon 2

2. La radiación de los CABLES, Radiación Eléctrica y Radiación Magnética pueden ambas ser medidas con:

   ✓ ME3030B
   Puede ser comprado en: www.slt.co (Use el código safe7 para obtener un 10% de descuento.)

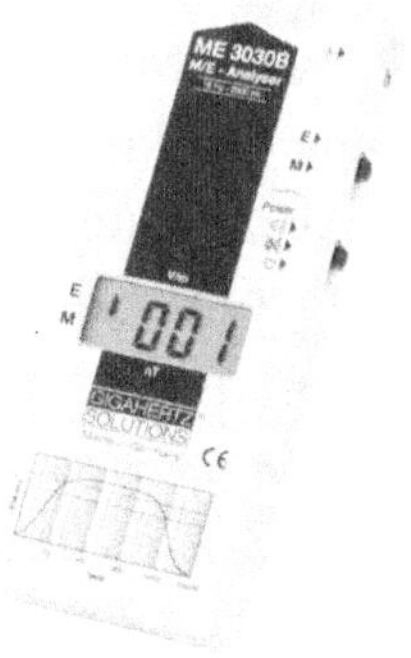

Medidor ME3030B

3. También de los CABLES, la Electricidad Sucia puede ser medida ya sea con:

   ✓ Medidor de Interferencia Electromagnética (EMI) Greenwave – eso puede ser comprado en: www.greenwavefilters.com. (Use el código safe7 para obtener un 5% de descuento.)

   O

   ✓ Medidor Stetzer, el cual puede ser comprado en: www.lessemf.com. El enlace directo a este producto es: Stetzer Meter.

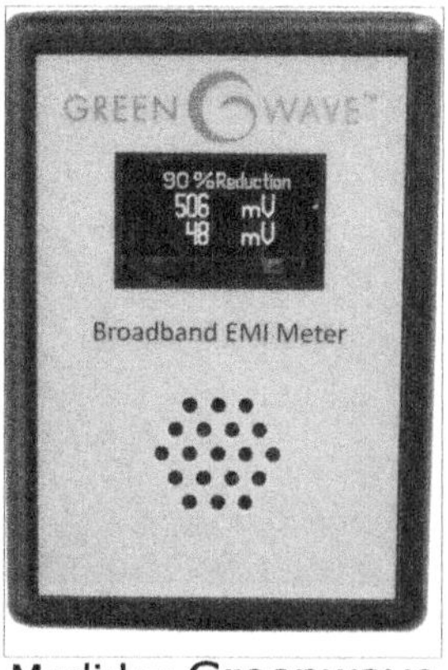

Medidor Greenwave

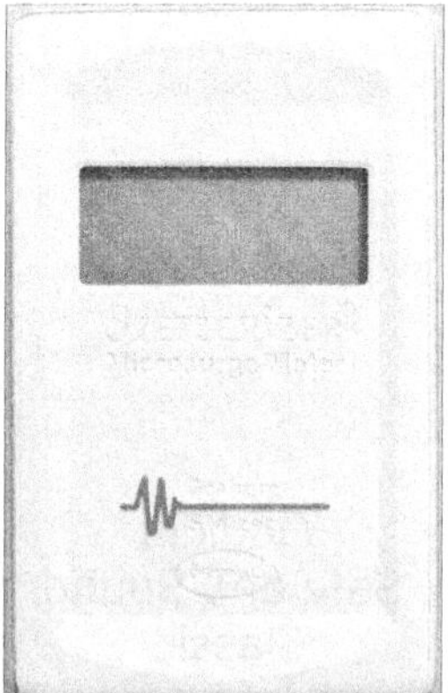

Medidor Stetzer

Estos tres aparatos de medición le darán mediciones para todos los tipos de CEM, a través del AIRE y de los CABLES. Hay muchos recursos disponibles para ayudarlo a usar correctamente los aparatos de medición, determinar cuáles son los niveles más seguros por los cuales esforzarse y cómo hacer una reparación avanzada. Usted puede hacer esto.

EXPOSED: The Electronic Sickening of America and How to Protect Yourself – Includes Dangers of 5G & Smart Devices incluye más detalles de cómo usar los aparatos de medición, así como los rangos óptimos seguros para cada tipo de CEM. Encuentre más información en: www.StopDirtyElectricity.com

80 Considere el blindaje si usted está en una zona alta de CEM (cerca de una antena de telefonía celular, una antena de 5G, cerca de un negocio o vecino con una inescapable contaminación de enrutadores, dispositivos inteligentes, etc.) Las opciones de blindaje incluyen: Telas, pinturas, película para ventanas y papel de aluminio. Estos productos pueden ser comprados en: www.slt.co (Use el código safe7 para obtener un 10% de descuento.)

81 Es muy importante ponerse en contacto con un Especialista Certificado en Radiación Electromagnética para obtener una consulta, especialmente si usted quiere optar por el blindaje, ya que esto puede resultar complicado. Planee sus materiales de blindaje con la ayuda de un profesional de CEM calificado. Encuentre un experto a través del Building Biology Institute: https://buildingbiologyinstitute.org/find-an-expert/

82 Use una bolsa anti-radiación (Signal Tamer) o envuelva su modem con tela para blindaje. Usted puede medir para encontrar cuantas "capas" se necesitarán para reducir los CEM que vienen de su enrutador y a la vez mantenerlo funcionando. O usted puede usar su dispositivo inalámbrico y seguir envolviendo hasta que no tenga señal. Luego solo desenvuelva hasta que usted obtenga la fuerza suficiente de señal para usar su dispositivo.

Sitios Web en donde puede encontrar productos para soluciones avanzadas son:

- ✓ Stop Dirty Electricity: https://stopdirtyelectricity.com
- ✓ Safe Living Technologies en: www.slt.co (Use el código safe7 para obtener un 10% de descuento.)
- ✓ Productos Tech Wellness con características de bajos niveles de CEM, como los son los monitores de bebé, bolsas faraday, etc.: https://techwellness.com (Use code safe7 for 10% off.)
- ✓ Less EMF en: www.tinyurl.com/ExposedLessEMF

83 Programe una visita de inspección/remediación de su casa. Encuentre un Experto a través de Building Biology Institute: https://buildingbiologyinstitute.org/find-an-expert/

Cuando mi esposo Bill Cadwallader hace una inspección a una casa, el ofrece buenas, mejores y las mejores soluciones, las cuales son científicas y medibles.

Revisión Integral para la Seguridad en el Hogar

Identificando Posibles Fuentes de Radiación a través del Aire y de los Cables

Llámeme loca, pero yo creo que esta es la lista más completa de CEM que existe. Quería asegurarme que ningún CEM quedara indetectable. Mi esposo se mantiene al día con todas las innovaciones de vanguardia que pudieran aparecer en su hogar. El asiste cada año al Consumer Electronics Show en Las Vegas, así como a la conferencia de telefonía celular más grande de Estados Unidos, el Mobile World Congress en California del Sur.

Uno de los oradores en el Mobile World Congress anunció con orgullo que encontró más de 60 dispositivos "inteligentes" en su casa, y eso fue sólo caminando alrededor mirando. Estas listas le ayudarán a comenzar a eliminar sistemáticamente todos los componentes electrónicos desconocidos e impensables que están de manera invisible contaminando su área de esta.

Recuerde: Un poco + un poco + un poco = MUCHO

Esta lista es exhaustiva. Y podría resultar agotadora. Sólo revise un cuarto a la vez para que no se abrume. Priorice el orden que seguirá dependiendo de las áreas en las que pasa más tiempo usted o sus hijos. La mayoría de las personas empiezan con la recámara, ya que proteger su sueño es de suma importancia.

Haga un inventario minucioso de los dispositivos alámbricos e inalámbricos, habitación por habitación y decida qué pasos puede tomar hoy.

84

Recámara: Radiación a Través del AIRE—WiFi/ Inalámbrico/Bluetooth/Dispositivos Inteligentes

Algunos de los siguientes dispositivos pueden contener un componente WiFi, Inalámbrico, Bluetooth o Inteligente. Normalmente existe una interacción con un Teléfono Inteligente.

- ☐ Filtros de Aire Inteligentes
- ☐ Purificador de Aire
- ☐ Despertador con Sonido y Vibración
- ☐ Dispositivo Anti Ronquidos Inteligente
- ☐ Colchoneta para Cama Inteligente
- ☐ Bocinas para Cama
- ☐ Alarma de Enuresis
- ☐ Reproductor DVD Blu-ray
- ☐ Caja de Cable
- ☐ Cámara
- ☐ Ventilador de Techo
- ☐ Lámpara de Techo con Bocina
- ☐ Lámpara Fija de Techo
- ☐ Teléfono Celular
- ☐ Cargador Inalámbrico
- ☐ Cargadores
- ☐ Reloj
- ☐ Botones de Control Inteligente
- ☐ Teléfono Inalámbrico
- ☐ Máquinas CPAP (Apnea)
- ☐ Reproductor de Medios Digitales
- ☐ Reguladores de Intensidad de Luz (Dimmers)
- ☐ Cerraduras de Puerta
- ☐ Videograbadora Digital
- ☐ Auriculares Intrauditivos
- ☐ Lectores de Libros Electrónicos
- ☐ Parche EKG (Electrocardiograma)
- ☐ Difusor de Aceites Esenciales
- ☐ Ventilador Portátil
- ☐ Monitor de Fertilidad

- ☐ Monitor Fetal
- ☐ Cámara de Feto
- ☐ Banda de Monitoreo Fetal
- ☐ Diseminador de Fragancia
- ☐ Sistemas para Juegos Electrónicos
- ☐ Lentes Inteligentes
- ☐ Trasmisor de Televisión de Alta Definición
- ☐ Banda para la Cabeza con Auriculares
- ☐ Auriculares Inteligentes para la Cabeza
- ☐ Calentador Portátil
- ☐ Monitor de Calidad del Aire en el Hogar
- ☐ Sistema de Audio en Casa
- ☐ Rastreador de Artículos para Automatización del Hogar
- ☐ Dispositivos Inteligentes para el Hogar
- ☐ Concentrador Inteligente (HUB) para todos los Dispositivos del Hogar
- ☐ Alfombra Inteligente
- ☐ Intercomunicador
- ☐ Dispositivo de Transmisión por Internet
- ☐ Dispositivo de Televisión por Internet
- ☐ Servicio de Video por Internet
- ☐ iPad/Tablet/Kindle
- ☐ Lámparas Inteligentes
- ☐ Computadora Portátil (Laptop)
- ☐ Foco y Bocina
- ☐ Focos Inteligentes
- ☐ Interruptor de Luz
- ☐ Sistemas de Iluminación
- ☐ Funda de Colchón Inteligente
- ☐ Transmisión Multimedia en Línea
- ☐ Monitoreo de Meditación
- ☐ Monitoreo Médico
- ☐ Detector de Movimiento
- ☐ Persianas Motorizadas
- ☐ Reproductor de MP3
- ☐ Sensor de Apertura o Cierre de Puerta o Ventana
- ☐ Almohada Inteligente para Ronquidos
- ☐ Adaptador de Enchufe/Controlador
- ☐ Barra Multicontactos Inteligente
- ☐ Proyector
- ☐ Timbre Remoto de Puerta
- ☐ Sensores Remotos de Termostato
- ☐ Aspiradora Robot
- ☐ Receptor de Satélite
- ☐ Sauna
- ☐ Cámara de Seguridad
- ☐ Iluminación de Seguridad

- ☐ Seguridad–Compañero de Cuarto Virtual (Virtual Roommate)
- ☐ Monitoreo de Salud en Asilos
- ☐ Amplificador/Extensor de Señal
- ☐ Almohada Abrazable para Dormir
- ☐ Sistema de Monitoreo del Sueño
- ☐ Auriculares para Dormir
- ☐ Bocinas Inteligentes
- ☐ Bocinas Inalámbricas
- ☐ Termostato Inteligente
- ☐ Televisión
- ☐ Servicios de Televisión
- ☐ Consola de Video Juegos
- ☐ Lentes de Mejora Visual
- ☐ Reloj Inteligente

Recámara: Radiación de los CABLES—Radiación Eléctrica, Radiación Magnética y Electricidad Sucia

- ☐ Dispositivos Bluetooth Conectados
- ☐ Dispositivos WiFi Conectados
- ☐ Dispositivos Inalámbricos Conectados
- ☐ Dispositivos Inteligentes Conectados

- ☐ Purificador de Aire
- ☐ Despertador con Sonido y Vibración
- ☐ Colchoneta de Cama
- ☐ Bocinas para Cama
- ☐ Alarma para Enuresis
- ☐ Reproductor DVD Blu-ray
- ☐ Caja de Cable
- ☐ Ventilador de Techo
- ☐ Lámpara de Techo con Bocina
- ☐ Lámpara Fija de Techo
- ☐ Cargador Inalámbrico
- ☐ Cargadores
- ☐ Reloj
- ☐ Teléfono Inalámbrico
- ☐ Máquina CPAP (Apnea)
- ☐ Reproductor de Medios Digitales
- ☐ Reguladores de Intensidad de luz (Dimmers)
- ☐ Videograbadora Digital
- ☐ Auriculares Intrauditivos
- ☐ Cama Eléctrica
- ☐ Colcha Eléctrica
- ☐ Difusor de Aceites Esenciales
- ☐ Extensiones Eléctricas
- ☐ Ventilador Portátil
- ☐ Diseminador de Fragancia

- ☐ Sistemas para Juegos Electrónicos
- ☐ Transmisor de Televisión de Alta Definición
- ☐ Calentador Portátil
- ☐ Almohadilla Térmica
- ☐ Monitoreo de Calidad del Aire en el Hogar
- ☐ Sistema de Audio en Casa
- ☐ Rastreador de Artículos para Automatización del Hogar
- ☐ Dispositivos Inteligentes para el Hogar
- ☐ Concentrador Inteligente (HUB) para todos los Dispositivos del Hogar
- ☐ Alfombra Inteligente
- ☐ Intercomunicador
- ☐ Dispositivo para Transmisión por Internet
- ☐ Dispositivo de Televisión por Internet
- ☐ Servicio de Video por Internet
- ☐ Lámparas
- ☐ Foco y Bocina
- ☐ Focos–Luces Fluorescentes Compactas
- ☐ Focos–Halógenos Base Pequeña
- ☐ Focos–LEDs algunos
- ☐ Interruptor de Luz
- ☐ Sistemas de Iluminación
- ☐ Funda de Colchón
- ☐ Transmisor Multimedia en Línea
- ☐ Monitoreo de Meditación
- ☐ Monitoreo Médico
- ☐ Detector de Movimiento
- ☐ Persianas Motorizadas
- ☐ Adaptador de Enchufe/Controlador
- ☐ Barra Multicontactos
- ☐ Proyector
- ☐ Timbre Remoto de Puerta
- ☐ Sensores Remotos de Termostato
- ☐ Receptor de Satélite
- ☐ Sauna
- ☐ Seguridad–Compañero de Cuarto Virtual (Virtual Roommate)
- ☐ Cámara de Seguridad
- ☐ Iluminación de Seguridad
- ☐ Monitoreo de Salud en Asilos
- ☐ Amplificador/Extensor de Señal
- ☐ Almohada Abrazable para Dormir
- ☐ Sistema de Monitoreo del Sueño
- ☐ Auriculares para Dormir
- ☐ Bocinas
- ☐ Bocinas Inteligentes
- ☐ Termostato
- ☐ Televisión
- ☐ Servicios de Televisión
- ☐ Consola de Video Juegos

85

Sala/Cuarto de Estar: Radiación a través del AIRE—WiFi/Inalámbrico/Bluetooth/Dispositivos Inteligentes

Algunos de los siguientes dispositivos pueden contener un componente WiFi, Inalámbrico, Bluetooth o Inteligente. Normalmente, existe una interacción con un Teléfono Inteligente.

- ☐ Filtros de Aire Inteligentes
- ☐ Purificador de Aire
- ☐ Reproductor DVD Blu-ray
- ☐ Caja de Cable
- ☐ Ventilador de Techo
- ☐ Lámpara de Techo con Bocina
- ☐ Lámpara Fija de Techo
- ☐ Teléfono Celular
- ☐ Cargador Inalámbrico
- ☐ Cargadores
- ☐ Reloj
- ☐ Teléfono Inalámbrico
- ☐ Puerta de Entrega Inteligente
- ☐ Reproductor de Medios Digitales
- ☐ Reguladores de Intensidad de Luz (Dimmers)
- ☐ Cerraduras de Puerta
- ☐ Videograbadora Digital
- ☐ Auriculares Intrauditivos
- ☐ Lectores de Libros Electrónicos
- ☐ Difusor de Aceites Esenciales
- ☐ Ventilador Portátil
- ☐ Diseminador de Fragancia
- ☐ Sistemas para Juegos Electrónicos
- ☐ Lentes Inteligentes
- ☐ Trasmisor de Televisión de Alta Definición
- ☐ Auriculares Inalámbricos para la Cabeza
- ☐ Banda para la Cabeza con Auriculares
- ☐ Calentador Portátil
- ☐ Monitor de Calidad del Aire del Hogar
- ☐ Sistema de Audio en Casa
- ☐ Dispositivos Inteligentes para el Hogar
- ☐ Concentrador Inteligente (HUB) para todos los Dispositivos del Hogar

- ☐ Alfombra Inteligente
- ☐ Humidificador Portátil
- ☐ Dispositivo para Transmisión por Internet
- ☐ Dispositivo de Televisión por Internet
- ☐ Servicio de Video por Internet
- ☐ Lámparas
- ☐ Foco y Bocina
- ☐ Focos–Luces Fluorescentes Compactas(CFLs)
- ☐ Focos–Halógenos Base Pequeña
- ☐ Focos–LEDs algunos
- ☐ Interruptor de Luz
- ☐ Iluminación
- ☐ Sistemas de Iluminación
- ☐ Transmisión Multimedia en Línea
- ☐ Monitoreo de Meditación
- ☐ Detector de Movimiento
- ☐ Persianas Motorizadas
- ☐ Reproductor MP3
- ☐ Adaptador de Enchufe/Controlador
- ☐ Barra Multicontactos
- ☐ Proyector
- ☐ Timbre Remoto de Puerta
- ☐ Sensores Remotos de Termostato
- ☐ Receptor de Satélite
- ☐ Sauna
- ☐ Seguridad–Compañero de Cuarto Virtual (Virtual Roommate)
- ☐ Cámara de Seguridad
- ☐ Iluminación de Seguridad
- ☐ Monitoreo de Salud en Asilos
- ☐ Amplificador/Extensor de Señal
- ☐ Bocinas
- ☐ Bocinas Inteligentes
- ☐ Servicios de Transmisión Independiente
- ☐ Televisión
- ☐ Servicios de Televisión
- ☐ Consola de Video Juegos

Sala/Cuarto de Estar: Radiación de los CABLES—Radiación Eléctrica, Radiación Magnética y Electricidad Sucia

- ☐ Dispositivos Bluetooth Conectados
- ☐ Dispositivos WiFi Conectados
- ☐ Dispositivos Inalámbricos Conectados
- ☐ Dispositivos Inteligentes Conectados
- ☐ Purificador de Aire
- ☐ Reproductor DVD Blu-ray
- ☐ Caja de Cable
- ☐ Ventilador de Techo
- ☐ Lámpara de Techo con Bocina
- ☐ Lámpara Fija de Techo
- ☐ Luces de Techo
- ☐ Cargadores Inalámbricos
- ☐ Cargadores
- ☐ Reloj
- ☐ Teléfono Inalámbrico
- ☐ Reproductor de Medios Digitales
- ☐ Reguladores de Intensidad de Luz (Dimmers)
- ☐ Videograbadora Digital
- ☐ Difusor de Aceites Esenciales
- ☐ Extensiones Eléctricas
- ☐ Ventilador Portátil
- ☐ Diseminador de Fragancia
- ☐ Sistemas para Juegos Electrónicos
- ☐ Transmisor de Televisión de Alta Definición
- ☐ Calentador Portátil
- ☐ Monitor de Calidad del Aire en el Hogar
- ☐ Sistema de Audio en Casa
- ☐ Dispositivos Inteligentes para el Hogar
- ☐ Concentrador Inteligente (HUB) para todos los Dispositivos del Hogar
- ☐ Alfombra Inteligente
- ☐ Humidificador Portátil
- ☐ Dispositivo para Transmisión por Internet
- ☐ Dispositivo de Televisión por Internet
- ☐ Servicio de Video por Internet
- ☐ Lámparas
- ☐ Foco y Bocina
- ☐ Focos–Luces Fluorescentes Compactas (CFLs)
- ☐ Focos–Halógenos Base Pequeña
- ☐ Focos–LEDs algunos
- ☐ Interruptor

- ☐ Iluminación
- ☐ Sistemas de Iluminación
- ☐ Transmisión Multimedia en Línea
- ☐ Monitoreo de Meditación
- ☐ Detector de Movimiento
- ☐ Persianas Motorizadas
- ☐ Reproductor MP3
- ☐ Adaptador de Enchufe/Controlador
- ☐ Proyector
- ☐ Timbre Remoto de Puerta
- ☐ Sensores Remotos de Termostato
- ☐ Receptor de Satélite
- ☐ Seguridad–Compañero de Cuarto Virtual (Virtual Roommate)
- ☐ Cámara de Seguridad
- ☐ Iluminación de Seguridad
- ☐ Monitoreo de Salud en Asilos
- ☐ Amplificador/Extensor de Señal
- ☐ Bocinas
- ☐ Bocinas Inteligentes
- ☐ Servicios de Transmisión Independiente
- ☐ Televisión
- ☐ Servicios de Televisión
- ☐ Consola de Video Juegos

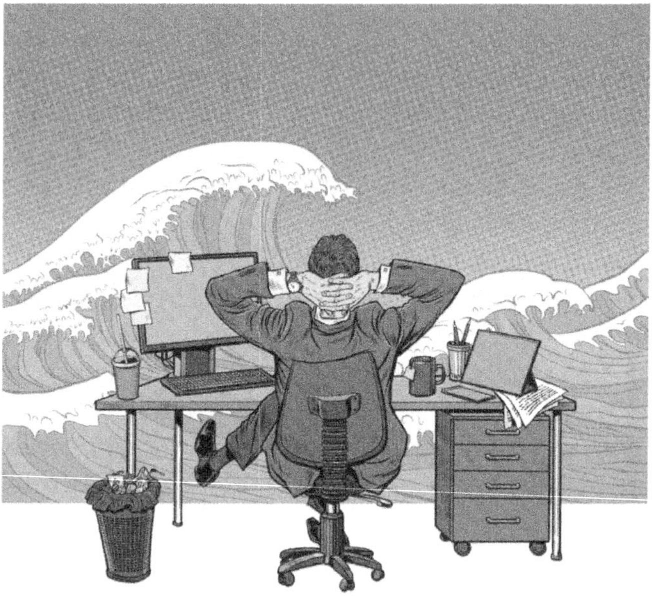

86

Oficina en CASA: Radiación a través del AIRE—WiFi/Inalámbrico/Bluetooth/Dispositivos Inteligentes

Algunos de los siguientes dispositivos pueden contener un componente WiFi, Inalámbrico, Bluetooth o Inteligente. Normalmente, existe una interacción con un Teléfono Inteligente.

- ☐ Filtros de Aire Inteligentes
- ☐ Purificador de Aire
- ☐ Reproductor DVD Blu-ray
- ☐ Caja de Cable
- ☐ Ventilador de Techo
- ☐ Lámpara de Techo con Bocina
- ☐ Lámpara Fija de Techo
- ☐ Teléfono Celular
- ☐ Cargador Inalámbrico
- ☐ Cargadores
- ☐ Reloj
- ☐ Cuaderno Digital
- ☐ Teléfono Inalámbrico

- ☐ Reproductor de Medios Digitales
- ☐ Bolígrafo Digitalizador
- ☐ Reguladores de Intensidad de Luz (Dimmers)
- ☐ Cerraduras de Puerta
- ☐ Videograbadora Digital
- ☐ Auriculares Intrauditivos
- ☐ Auricular Manos Libres
- ☐ Lectores de Libros Electrónicos
- ☐ Difusor de Aceites Esenciales
- ☐ Ventilador Portátil
- ☐ Máquina de Fax
- ☐ Silla para Acondicionamiento Físico
- ☐ Diseminador de Fragancia
- ☐ Sistemas para Juegos Electrónicos
- ☐ Lentes Inteligentes
- ☐ Transmisor de Televisión de Alta Definición
- ☐ Auriculares para la Cabeza
- ☐ Banda para la Cabeza con Auriculares
- ☐ Auriculares
- ☐ Calentador Portátil
- ☐ Monitor de Calidad del Aire en el Hogar
- ☐ Sistema de Audio en Casa
- ☐ Rastreador de Artículos para Automatización del Hogar
- ☐ Dispositivos Inteligentes para el Hogar
- ☐ Concentrador Inteligente (HUB) para todos los Dispositivos del Hogar
- ☐ Alfombra Inteligente
- ☐ Humidificador Portátil
- ☐ Intercomunicador
- ☐ Dispositivo para Servicios de Video en Internet
- ☐ Dispositivo de Televisión por Internet
- ☐ iPad/Tablet/Kindle
- ☐ Teclado Inalámbrico
- ☐ Etiquetadora
- ☐ Lámparas Inteligentes
- ☐ Computadora Portátil (Laptop)
- ☐ Foco y Bocina
- ☐ Focos Inteligentes
- ☐ Interruptor
- ☐ Sistemas de Iluminación
- ☐ Transmisión Multimedia en Línea
- ☐ Monitoreo de Meditación
- ☐ Módem
- ☐ Detector de Movimiento
- ☐ Persianas Motorizadas
- ☐ Ratón Inalámbrico de Computadora (Mouse)
- ☐ Reproductor MP3
- ☐ Sistema de Sonido Inductor de Audición (Neck Loop)

- ☐ Sensor de Apertura o Cierre de Puerta o Ventana
- ☐ Caja de Computadora (CPU)
- ☐ Adaptador de Enchufe/Controlador
- ☐ Barra Multicontacto Inteligente
- ☐ Impresora
- ☐ Impresora 3D
- ☐ Proyector
- ☐ Timbre Remoto de Puerta
- ☐ Sensores Remotos de Termostato
- ☐ Aspiradora Robot
- ☐ Enrutador
- ☐ Receptor de Satélite
- ☐ Sauna
- ☐ Seguridad–Compañero de Cuarto Virtual (Virtual Roommate)
- ☐ Cámara de Seguridad
- ☐ Iluminación de Seguridad
- ☐ Monitoreo de Salud en Asilos
- ☐ Amplificador/Extensor de Señal
- ☐ Bocinas
- ☐ Bocinas Inteligentes
- ☐ Servicios de Transmisión Independiente
- ☐ Televisión
- ☐ Servicios de Televisión
- ☐ Consola de Video Juegos
- ☐ Lentes de Mejora Visual
- ☐ Reloj Inteligente
- ☐ Entrenador de Postura Portable
- ☐ Pizarrón Blanco Inteligente

Oficina en Casa: Radiación de los CABLES—Radiación Eléctrica, Radiación Magnética y Electricidad Sucia

- ☐ Dispositivos Bluetooth Conectados
- ☐ Dispositivos WiFi Conectados
- ☐ Dispositivos Inalámbricos Conectados
- ☐ Dispositivos Inteligentes Conectables
- ☐ Purificador de Aire
- ☐ Reproductor DVD Blu-ray DVD
- ☐ Caja de Cable
- ☐ Ventilador de Techo
- ☐ Lámpara de Techo con Bocina
- ☐ Lámpara Fija de Techo

- ☐ Lámparas de Techo
- ☐ Cargador Inalámbrico
- ☐ Cargadores
- ☐ Reloj
- ☐ Teléfono Inalámbrico
- ☐ Reproductor de Medios Digitales
- ☐ Regulador de Intensidad de Luz (Dimmers)
- ☐ Videograbadora Digital
- ☐ Difusor de Aceites Esenciales
- ☐ Extensiones Eléctricas
- ☐ Ventilador Portátil
- ☐ Máquina de Fax
- ☐ Silla Electrónica para Entrenamiento Físico
- ☐ Diseminador de Fragancia
- ☐ Sistemas para Juegos Electrónicos
- ☐ Transmisor de Televisión de Alta Definición
- ☐ Calentador Portátil
- ☐ Monitor de Calidad del Aire del Hogar
- ☐ Sistema de Audio en Casa
- ☐ Dispositivos Inteligentes para el Hogar
- ☐ Concentrador Inteligente (HUB) para todos los Dispositivos del Hogar
- ☐ Alfombra Inteligente
- ☐ Humidificador Portátil
- ☐ Dispositivo para Transmisión por Internet
- ☐ Dispositivo de Televisión por Internet
- ☐ Servicio de Video por Internet
- ☐ Etiquetadora
- ☐ Lámparas
- ☐ Computadora Portátil (Laptop)
- ☐ Foco y Bocina
- ☐ Focos–Luces Fluorescentes Compactas(CFLs)
- ☐ Focos–Halógenos Base Pequeña
- ☐ Focos–LEDs algunos
- ☐ Interruptor de Luz
- ☐ Sistemas de Iluminación
- ☐ Transmisión Multimedia en Línea
- ☐ Módem
- ☐ Persianas Motorizadas
- ☐ Caja de Computadora (CPU)
- ☐ Adaptador de Enchufe/Controlador
- ☐ Barra Multicontactos
- ☐ Impresora
- ☐ Impresora 3D
- ☐ Proyector
- ☐ Timbre Remoto de Puerta
- ☐ Sensores Remotos de Termostato
- ☐ Enrutador
- ☐ Receptor de Satélite
- ☐ Sauna

- ☐ Seguridad–Compañero de Cuarto Virtual (Virtual Roommate)
- ☐ Cámara de Seguridad
- ☐ Iluminación de Seguridad
- ☐ Monitoreo de Salud en Asilos
- ☐ Amplificador/Extensor de Señal
- ☐ Bocinas
- ☐ Bocinas Inteligentes
- ☐ Bocinas Inalámbricas
- ☐ Servicios de Transmisión Independiente
- ☐ Auriculares Inalámbricos con Micrófono
- ☐ Televisión
- ☐ Servicios de Televisión
- ☐ Consola de Video Juegos
- ☐ Pizarrón Blanco Electrónico

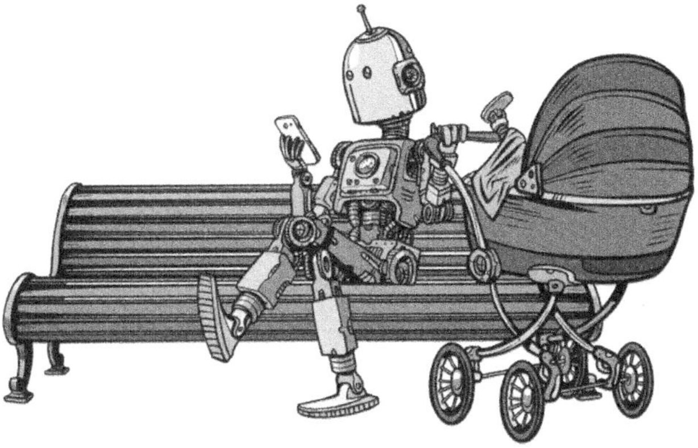

87

Cuarto del Bebé: Radiación a través del AIRE—WiFi/ Inalámbrico/Bluetooth/Dispositivos Inteligentes

Algunos de los siguientes dispositivos pueden contener un componente WiFi, Inalámbrico, Bluetooth o Inteligente. Normalmente, existe una interacción con un Teléfono Inteligente.

- ☐ Filtros de Aire Inteligentes
- ☐ Purificador de Aire
- ☐ Despertador con Sonido y Vibración
- ☐ Biberón Inteligente
- ☐ Auriculares para Bebé
- ☐ Monitor de Bebé de Frecuencia Cardiaca y Oxígeno
- ☐ Monitor de Bebé
- ☐ Monitor de Bebé en Muñequera
- ☐ Proyector de Bebé
- ☐ Robot Bebé
- ☐ Mecedora de Bebé
- ☐ Lámpara Inteligente de Mesa de Bebé
- ☐ Dispositivo de Temperatura y Humedad del Bebé
- ☐ Colchoneta Vibratoria para Bebé
- ☐ Dispositivos Portables para Bebé
- ☐ Moisés o Cuna para Bebé

- ☐ Medidor de Temperatura del Agua del Bebé
- ☐ Cama
- ☐ Colchoneta Inteligente para Cama
- ☐ Bocinas de la Cama
- ☐ Alarma para Enuresis
- ☐ Babero Inteligente
- ☐ Manta Indicadora de Alerta
- ☐ Reproductor DVD Blu-ray
- ☐ Extractor De Leche
- ☐ Caja de Cable
- ☐ Ventilador de Techo
- ☐ Lámpara de Techo con Bocinas
- ☐ Lámpara Fija de Techo
- ☐ Teléfono Celular
- ☐ Cargador Inalámbrico
- ☐ Cargadores
- ☐ Asiento de Carro para Niños
- ☐ Reloj
- ☐ Teléfono Inalámbrico
- ☐ Robot Bailador
- ☐ Pañal Inteligente
- ☐ Reproductor de Medios Digitales
- ☐ Reguladores de Intensidad de Luz (Dimmers)
- ☐ Cerraduras de Puerta
- ☐ Videograbadora Digital
- ☐ Lectores de Libros Electrónicos
- ☐ Parche EKG (Electrocardiograma)
- ☐ Difusor de Aceites Esenciales
- ☐ Ventilador Portátil
- ☐ Monitoreo de Fertilidad
- ☐ Monitoreo Fetal
- ☐ Cámara para Feto
- ☐ Banda para Monitoreo del Feto
- ☐ Diseminador de Fragancia
- ☐ Lentes Inteligentes
- ☐ Transmisor de Televisión de Alta Definición
- ☐ Calentador Portátil
- ☐ Monitor de Calidad del Aire en el Hogar
- ☐ Sistema de Audio en Casa
- ☐ Rastreador de Artículos para Automatización del Hogar
- ☐ Dispositivos Inteligentes para el Hogar
- ☐ Concentrador Inteligente (HUB) para todos los Dispositivos del Hogar
- ☐ Alfombra Inteligente
- ☐ Humidificador Portátil
- ☐ Intercomunicador
- ☐ Dispositivo de Transmisión por Internet
- ☐ Dispositivo de Televisión por Internet
- ☐ Servicio de Video por Internet

- ☐ iPad/Tablet/Kindle
- ☐ Lámparas Inteligentes
- ☐ Computadora Portátil (Laptop)
- ☐ Foco y Bocina
- ☐ Focos Inteligentes
- ☐ Interruptor de Luz
- ☐ Sistemas de Iluminación
- ☐ Funda de Colchón Inteligente
- ☐ Transmisión Multimedia en Línea
- ☐ Monitoreo Médico
- ☐ Detector de Movimiento
- ☐ Persianas Motorizadas
- ☐ Reproductor MP3
- ☐ Cama para Siesta y Rebotador Portátil
- ☐ Monitor de Entorno de Cuarto de Niños
- ☐ Sensor de Apertura o Cierre de Puerta o Ventana
- ☐ Chupón Inteligente
- ☐ Adaptador de Enchufe/Controlador
- ☐ Barra Multicontactos Inteligente
- ☐ Proyector
- ☐ Timbre Remoto de Puerta
- ☐ Timbre Remoto de Termostato
- ☐ Aspiradora Robot
- ☐ Receptor de Satélite
- ☐ Báscula para Bebé
- ☐ Seguridad–Compañero de Cuarto Virtual (Virtual Roommate)
- ☐ Cámara de Seguridad
- ☐ Iluminación de Seguridad
- ☐ Amplificador/Extensor de Señal
- ☐ Almohada Abrazable para Dormir
- ☐ Sistema de Monitoreo del Sueño
- ☐ Auriculares para Dormir
- ☐ Calcetín con Monitor de Bebé
- ☐ Sistemas de Sonido
- ☐ Bocinas Inalámbricas
- ☐ Bocinas Inteligentes
- ☐ Alerta de Reflujo
- ☐ Servicios Independientes de Transmisión Multimedia en Línea
- ☐ Bocina para Carriola
- ☐ Parche de Control de Temperatura
- ☐ Termostato Inteligente
- ☐ Televisión
- ☐ Servicios de Televisión
- ☐ Consola de Video Juego
- ☐ Lentes de Mejora Visual
- ☐ Reloj Inteligente
- ☐ Monitor de Bebé Portable

Cuarto del Bebé: Radiación de los CABLES— Radiación Eléctrica, Radiación Magnética y Electricidad Sucia

- ☐ Dispositivos Bluetooth Conectados
- ☐ Dispositivos WiFi Conectados
- ☐ Dispositivos Inalámbricos Conectados
- ☐ Dispositivos Inteligentes Conectados

- ☐ Purificador de Aire
- ☐ Despertador con Sonido y Vibración
- ☐ Monitor de Bebé
- ☐ Proyector de Bebé
- ☐ Robot Bebé
- ☐ Mecedora de Bebé
- ☐ Lámpara de Mesa para Bebé
- ☐ Dispositivo para Temperatura y Humedad del Bebé
- ☐ Colchoneta Vibratoria para Bebé
- ☐ Moisés o Cuna
- ☐ Cama
- ☐ Colchoneta de Cama
- ☐ Bocinas de Cama
- ☐ Alarma para Enuresis
- ☐ Reproductor DVD Blu-ray
- ☐ Caja de Cable
- ☐ Ventilador de Techo
- ☐ Lámpara de Techo con Bocinas
- ☐ Lámpara Fija de Techo
- ☐ Luces de Techo
- ☐ Cargador Inalámbrico
- ☐ Cargadores
- ☐ Reloj
- ☐ Teléfono Inalámbrico
- ☐ Robot Bailador
- ☐ Reproductor de Medios Digitales
- ☐ Reguladores de Intensidad de Luz (Dimmers)
- ☐ Videograbadora Digital
- ☐ Cama Eléctrica
- ☐ Colcha Eléctrica
- ☐ Difusor de Aceites Esenciales
- ☐ Extensiones Eléctricas
- ☐ Ventilador Portátil
- ☐ Diseminador de Fragancia
- ☐ Transmisor de Televisión de Alta Definición
- ☐ Calentador Portátil
- ☐ Almohadilla Térmica Eléctrica
- ☐ Monitoreo de Calidad del Aire del Hogar
- ☐ Sistema de Audio en Casa
- ☐ Dispositivos Inteligentes del Hogar

- ☐ Concentrador Inteligente (HUB) para todos los Dispositivos del Hogar
- ☐ Alfombra Inteligente
- ☐ Humidificador Portátil
- ☐ Intercomunicador
- ☐ Dispositivo para Transmisión por Internet
- ☐ Dispositivo de Televisión por Internet
- ☐ Servicio de Video por Internet
- ☐ Lámparas
- ☐ Foco y Bocina
- ☐ Focos–Luces Fluorescentes Compactas(CFLs)
- ☐ Focos–Halógenos Base Pequeña
- ☐ Focos–LEDs algunos
- ☐ Interruptor de Luz
- ☐ Sistemas de Iluminación
- ☐ Funda de Colchón
- ☐ Transmisión Multimedia en Línea
- ☐ Monitoreo Médico
- ☐ Detector de Movimiento
- ☐ Persianas Motorizadas
- ☐ Monitor de Entorno de Cuarto de Niños
- ☐ Chupón Inteligente
- ☐ Adaptador de Enchufe/Controlador
- ☐ Barra Multicontactos
- ☐ Proyector
- ☐ Timbre Remoto de Puerta
- ☐ Sensores Remotos de Termostato
- ☐ Receptor de Satélite
- ☐ Báscula para Bebé
- ☐ Seguridad–Compañero de Cuarto Virtual (Virtual Roommate)
- ☐ Cámara de Seguridad
- ☐ Iluminación de Seguridad
- ☐ Amplificador/Extensor de Señal
- ☐ Concentrador Inteligente (HUB) para todos los Dispositivos del Hogar
- ☐ Sistemas de Sonido
- ☐ Bocinas
- ☐ Bocinas Inteligentes
- ☐ Servicios Independientes de Transmisión Multimedia en Línea
- ☐ Televisión
- ☐ Servicios de Televisión
- ☐ Consola de Video Juegos

88

Medidores de Servicios Públicos—Inalámbricos: Radiación a través del AIRE

- ☐ Medidor de Servicios Públicos, Electricidad
- ☐ Medidor de Servicios Públicos, Gas
- ☐ Medidor de Servicios Públicos, Agua

Medidores de Servicios Públicos: Radiación de los CABLES (y Tuberías)—Radiación Eléctrica, Radiación Magnética y Electricidad Sucia

- ☐ Medidor de Servicios Públicos, Electricidad
- ☐ Medidor de Servicios Públicos, Gas
- ☐ Medidor de Servicios Públicos, Agua

89

Personal/Portable: Radiación a través del AIRE—WiFi/Inalámbrico/Bluetooth/Dispositivos Inteligentes

Algunos de los siguientes dispositivos pueden contener un componente WiFi, Inalámbrico, Bluetooth o Inteligente. Normalmente, existe una interacción con un Teléfono Inteligente.

- ☐ Monitoreo de Actividad
- ☐ Banda Anti Nausea
- ☐ Mochilas Inteligentes
- ☐ Cinturón Inteligente
- ☐ Monitor de Actividad Cerebral
- ☐ Teléfono Celular
- ☐ Localizador de Niños Portable
- ☐ Auriculares de Conducción Ósea para Niños

- ☐ Reloj Teléfono Inteligente para Niños
- ☐ Monitor de Signos Vitales para Niños
- ☐ Micrófono Inalámbrico para Niños
- ☐ Lentes de Ciclismo Inteligentes
- ☐ Monitor de Diabetes
- ☐ Auriculares Intrauditivos
- ☐ Auricular Manos Libres
- ☐ Orejeras
- ☐ Lectores de Libros Electrónicos
- ☐ Monitor EEG (Electroencefalograma)
- ☐ Monitor EKG o ECG (Electrocardiograma)
- ☐ Parche EKG (Electrocardiograma)
- ☐ Caída/Lámpara de Control de Seguridad
- ☐ Monitor de Fertilidad
- ☐ Cámara de Feto
- ☐ Banda Monitora de Feto
- ☐ Portables para Acondicionamiento Físico
- ☐ Entrenador de Acondicionamiento Físico
- ☐ Monitoreo de Acondicionamiento Físico
- ☐ Dispositivo Portable de Control de Gestos
- ☐ Lentes Inteligentes
- ☐ Lentes con Cámara
- ☐ Guantes Inalámbricos para Juegos Electrónicos
- ☐ Auriculares Inalámbricos para la Cabeza
- ☐ Banda para la Cabeza con Auriculares
- ☐ Dispositivos Portables de Salud
- ☐ Dispositivos para mejorar la Audición
- ☐ Dispositivo Bluetooth Intrauditivo para Escuchar
- ☐ Amplificador Auditivo de Largo Alcance
- ☐ Implante Auditivo adentro del Oído
- ☐ Sensor de Frecuencia Cardiaca
- ☐ Rastreador de Artículos para Automatización del Hogar
- ☐ Monitor de Seguridad de Caída de Jinete
- ☐ Rastreador de Movimiento Intestinal Inalámbrico
- ☐ iPad/Tablet/Kindle
- ☐ Computadora Portátil (Laptop)
- ☐ Maletas Inteligentes
- ☐ Aparato de Masaje Inteligente
- ☐ Transmisión Multimedia en Línea

- ☐ Banda Inteligente de Meditación para la Cabeza
- ☐ Micrófono Portable
- ☐ Anti estimulante de Migraña
- ☐ Sensor de Reconocimiento de Espacio 3D Motion Ring
- ☐ Reproductor MP3
- ☐ Sistema de Sonido Inductor de Audición (Neck Loop)
- ☐ Auriculares Intrauditivos con Cancelación de Ruido
- ☐ Dispositivo Portable para Alivio del Dolor
- ☐ Monitor de Entorno Personal
- ☐ Monitor de Respiración
- ☐ Anillo Inteligente
- ☐ Monitoreo de Salud en Asilos
- ☐ Suela de Zapato Inteligente
- ☐ Zapatos Inteligentes
- ☐ Gorra de Beisbol con Bocinas
- ☐ Bocinas Portables
- ☐ Dispositivo Detector de Accidentes Cerebrovasculares
- ☐ Monitor Sensor de Sudor
- ☐ Escáner de Ultrasonido
- ☐ Ropa Interior Inteligente
- ☐ Lentes de Realidad Aumentada/Realidad Virtual
- ☐ Lentes de Mejora Visual
- ☐ Reloj Inteligente
- ☐ Portables en General

Personal/Portable: Radiación de los CABLES—Radiación Eléctrica, Radiación Magnética y Electricidad Sucia

- ☐ Dispositivos Bluetooth Conectados
- ☐ Dispositivos WiFi Conectados
- ☐ Dispositivos Inalámbricos Conectados
- ☐ Dispositivos Inteligentes Conectados

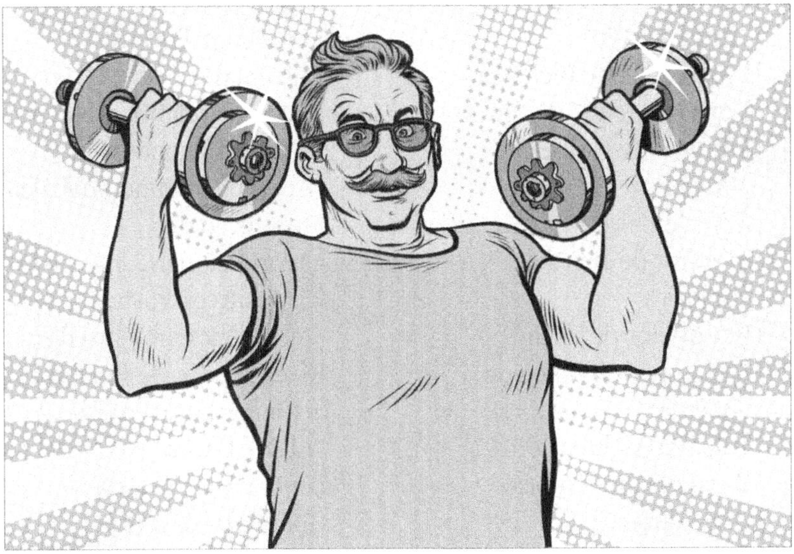

90

Acondicionamiento Físico/Ejercicio/Cuarto de Ejercicio: Radiación a través del AIRE—WiFi/ Inalámbrico/Bluetooth/Dispositivos Inteligentes

Algunos de los siguientes dispositivos pueden contener un componente WiFi, Inalámbrico, Bluetooth o Inteligente. Normalmente, existe una interacción con un Teléfono Inteligente.

- ☐ Rueda Inteligente para hacer Abdominales
- ☐ Equipo Aeróbico
- ☐ Filtros de Aire Inteligentes
- ☐ Purificador de Aire
- ☐ Pelotas de Baloncesto Inteligentes
- ☐ Sensor Corporal de Grasa
- ☐ Chaleco de Bolsa de Aire para Bicicleta
- ☐ Computadora de Bicicleta
- ☐ Casco Inteligente de Bicicleta

- ☐ Bicicleta Estacionaria Inteligente
- ☐ Rastreador de Bicicleta
- ☐ Reproductor DVD Blu-ray
- ☐ Monitor de Golpes de Boxeo
- ☐ Caja de Cable
- ☐ Monitor de Ingesta Calórica
- ☐ Ventilador de Techo
- ☐ Lámpara de Techo con Bocina
- ☐ Teléfono Celular
- ☐ Cargador Inalámbrico
- ☐ Cargadores
- ☐ Reloj
- ☐ Teléfono Inalámbrico
- ☐ Equipo Inteligente para Ejercitar Tronco del Cuerpo
- ☐ Lentes Inteligentes de Ciclismo
- ☐ Reproductor de Medios Digitales
- ☐ Reguladores de Intensidad de Luz (Dimmers)
- ☐ Cerraduras de Puertas
- ☐ Dron Inalámbrico con Control de Gestos
- ☐ Videograbadora Digital
- ☐ Auriculares Intrauditivos
- ☐ Lectores de Libros Electrónicos
- ☐ Equipo de Ejercicio
- ☐ Aro de Ejercicio Inteligente
- ☐ Ventilador Portátil
- ☐ Entrenador de Acondicionamiento Físico
- ☐ Ropa Inteligente para Acondicionamiento Físico
- ☐ Monitoreo de Acondicionamiento Físico
- ☐ Dispositivos Portables para Acondicionamiento Físico
- ☐ Diseminador de Fragancia
- ☐ Sistemas para Juegos Electrónicos
- ☐ Lentes Inteligentes
- ☐ Guante Inteligente
- ☐ Rastreador Inteligente de Carro de Golf
- ☐ Transmisor de Televisión de Alta Definición
- ☐ Auriculares Inalámbricos para la Cabeza
- ☐ Banda para la Cabeza con Auriculares
- ☐ Dispositivos de Salud Portables
- ☐ Calentador Portátil
- ☐ Monitor de Calidad del Aire del Hogar
- ☐ Sistema de Audio en Casa
- ☐ Rastreador de Artículos para Automatización del Hogar
- ☐ Dispositivos Inteligentes del Hogar

- ☐ Concentrador Inteligente (HUB) para todos los Dispositivos del Hogar
- ☐ Alfombra Inteligente
- ☐ Humidificador Portátil
- ☐ Intercomunicador
- ☐ Dispositivo para Transmisión por Internet
- ☐ Dispositivo de Televisión por Internet
- ☐ Servicio de Video por Internet
- ☐ iPad/Tablet/Kindle
- ☐ Cuerda para Saltar Inteligente
- ☐ Laptop
- ☐ Foco y Bocina
- ☐ Focos Inteligentes
- ☐ Interruptor
- ☐ Sistemas de Iluminación
- ☐ Transmisión Multimedia en Línea
- ☐ Detector de Movimiento
- ☐ Persianas Motorizadas
- ☐ Reproductor MP3
- ☐ Sistema de Sonido Inductor de Audición (Neck Loop)
- ☐ Sensor de Apertura o Cierre de Puerta o Ventana
- ☐ Podómetro Bluetooth
- ☐ Enchufe Adaptador/Controlador
- ☐ Barra Multicontactos Inteligente
- ☐ Proyector
- ☐ Barras Inteligente para Flexiones
- ☐ Sensores Remotos de Termostato
- ☐ Bandas Inteligentes de Resistencia
- ☐ Monitor de Respiración
- ☐ Aspiradora Robot
- ☐ Receptor de Satélite
- ☐ Sauna
- ☐ Seguridad–Compañero de Cuarto Virtual (Virtual Roommate)
- ☐ Cámara de Seguridad
- ☐ Iluminación de Seguridad
- ☐ Suela de Zapato Inteligente
- ☐ Zapatos Inteligentes
- ☐ Amplificador/Extensor de Señal
- ☐ Casco Inteligente para Esquiar en Nieve
- ☐ Esquís de Nieve Inteligentes
- ☐ Balón de Fútbol Inteligente
- ☐ Bocinas Inalámbricas
- ☐ Bocinas Inteligentes
- ☐ Servicios de Transmisión Independiente
- ☐ Raqueta de Tenis Inteligente
- ☐ Termostato Inteligente

- ☐ Estimulador Inteligente de la Glándula Tiroides
- ☐ Televisión
- ☐ Servicios de Televisión
- ☐ Ropa Interior Inteligente
- ☐ Consola de Video Juegos
- ☐ Lentes de Entrenamiento de Realidad Virtual
- ☐ Lentes de Mejora Visual
- ☐ Reloj Inteligente
- ☐ Botella de Agua con Bocina Bluetooth
- ☐ Portables
- ☐ Equipo de Levantamiento de Pesas Inteligente
- ☐ Tapete Inteligente para Yoga

Acondicionamiento Físico/Cuarto de Ejercicio: Radiación de los CABLES—Radiación Eléctrica, Radiación Magnética y Electricidad Sucia

- ☐ Dispositivos Bluetooth Conectados
- ☐ Dispositivos WiFi Conectados
- ☐ Dispositivos Inalámbricos Conectados
- ☐ Dispositivos Inteligentes Conectados

- ☐ Purificador de Aire
- ☐ Computadora de Bicicleta
- ☐ Reproductor DVD Blu-ray
- ☐ Caja de Cable
- ☐ Ventilador de Techo
- ☐ Lámpara de Techo con Bocina
- ☐ Cargador Inalámbrico
- ☐ Cargadores
- ☐ Reloj
- ☐ Teléfono Inalámbrico
- ☐ Reguladores de Intensidad de Luz (Dimmers)
- ☐ Videograbadora Digital
- ☐ Equipo Aeróbico Eléctrico
- ☐ Equipo Eléctrico para Ejercitar Tronco del Cuerpo
- ☐ Equipo Eléctrico de Ejercicio
- ☐ Equipo Eléctrico de Levantamiento de Pesas
- ☐ Extensiones Eléctricas
- ☐ Ventilador Portátil
- ☐ Monitoreo de Acondicionamiento Físico
- ☐ Diseminador de Fragancia
- ☐ Sistemas de Juego Electrónicos
- ☐ Transmisor de Televisión de Alta Definición

- ☐ Calentador Portátil
- ☐ Monitor de Calidad del Aire del Hogar
- ☐ Sistema de Audio en Casa
- ☐ Dispositivos Inteligentes del Hogar
- ☐ Concentrador Inteligente (HUB) para todos los Dispositivos del Hogar
- ☐ Alfombra Inteligente
- ☐ Humidificador Portátil
- ☐ Intercomunicador
- ☐ Dispositivo para Transmisión por Internet
- ☐ Dispositivo de Televisión por Internet
- ☐ Servicio de Video por Internet
- ☐ Foco y Bocina
- ☐ Focos–Luces Fluorescentes Compactas(CFLs)
- ☐ Focos–Halógenos Base Pequeña
- ☐ Focos–LEDs
- ☐ Interruptor de Luz
- ☐ Sistemas de Iluminación
- ☐ Transmisión Multimedia en Línea
- ☐ Detector de Movimiento
- ☐ Persianas Motorizadas
- ☐ Adaptador de Enchufe/Controlador
- ☐ Barra Multicontactos
- ☐ Proyector
- ☐ Sensores Remotos de Termostato
- ☐ Receptor de Satélite
- ☐ Sauna
- ☐ Seguridad–Compañero de Cuarto Virtual (Virtual Roommate)
- ☐ Cámara de Seguridad
- ☐ Iluminación de Seguridad
- ☐ Amplificador/Extensor de Señal
- ☐ Concentrador Inteligente (HUB) para todos los Dispositivos del Hogar
- ☐ Bocinas
- ☐ Bocinas Inteligentes
- ☐ Servicio Independiente de Transmisión Multimedia en Línea
- ☐ Televisión
- ☐ Servicios de Televisión
- ☐ Consola de Video Juegos
- ☐ Tapete de Yoga

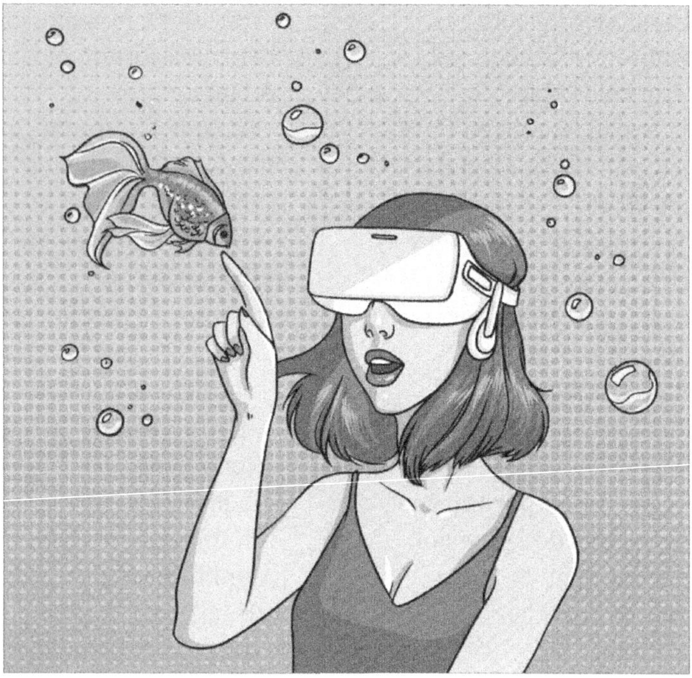

91

Mascotas: Radiación a través del AIRE—WiFi/ Inalámbrico/Bluetooth/Dispositivos Inteligentes

Algunos de los siguientes dispositivos pueden contener un componente WiFi, Inalámbrico, Bluetooth o Inteligente. Normalmente, existe una interacción con un Teléfono Inteligente.

- ☐ Caminadora para Ejercicio de Gato
- ☐ Control de Ladridos de Perro
- ☐ Cercas
- ☐ Pecera Inteligente
- ☐ Monitor de Actividad de Mascotas
- ☐ Cama para Mascotas
- ☐ Cámara para Mascotas

- ☐ Puerta para Mascotas
- ☐ Timbre para Mascotas
- ☐ Comedero para Mascotas
- ☐ Tazón de Comida para Mascotas
- ☐ Monitoreo de Hábitos y Sueño de Mascotas
- ☐ Monitoreo de Localización de Mascotas
- ☐ Juguetes para Mascotas
- ☐ Cámara Rastreadora de Mascotas
- ☐ Dispensador de Golosinas Inalámbrico para Mascotas
- ☐ Tazón de Agua para Mascotas
- ☐ Cámara de Video Portable para Mascotas
- ☐ Recompensa Remota de Premios para Entrenamiento de Perro
- ☐ Cámara Robot para Mascotas
- ☐ Puerta Corrediza de Vidrio Inteligente
- ☐ Teléfono Inteligente para Entrenar Perros

Mascotas: Radiación de los CABLES—Radiación Eléctrica, Radiación Magnética y Electricidad Sucia

- ☐ Dispositivos Bluetooth Conectados
- ☐ Dispositivos WiFi Conectados
- ☐ Dispositivos Inalámbricos Conectados
- ☐ Dispositivos Inteligentes Conectados

92

Cocina: Radiación a través del AIRE—WiFi/ Inalámbrico/Bluetooth/Dispositivos Inteligentes

Algunos de los siguientes dispositivos pueden contener un componente WiFi, Inalámbrico, Bluetooth o Inteligente. Normalmente, existe una interacción con un Teléfono Inteligente.

- ☐ Filtros de Aire Inteligentes
- ☐ Purificador de Aire
- ☐ Báscula para Hornear
- ☐ Batidora
- ☐ Reproductor DVD Blu-ray
- ☐ Caja de Cable
- ☐ Ventilador de Techo
- ☐ Lámpara de Techo con Bocina
- ☐ Lámpara Fija de Techo
- ☐ Teléfono Celular
- ☐ Cargador Inalámbrico
- ☐ Cargadores
- ☐ Reloj
- ☐ Cafetera
- ☐ Sistema Inteligente para Cocinar
- ☐ Teléfono Inalámbrico
- ☐ Reproductor de Medios Digitales
- ☐ Reguladores de Intensidad de Luz (Dimmers)
- ☐ Lavavajillas
- ☐ Cerraduras de Puerta
- ☐ Videograbadora Digital
- ☐ Lectores de Libros Electrónicos
- ☐ Difusor de Aceites Esenciales
- ☐ Ventilador Portátil
- ☐ Diseminador de Fragancia
- ☐ Congelador
- ☐ Sartén Freidor
- ☐ Lentes Inteligentes
- ☐ Transmisor de Televisión de Alta Definición
- ☐ Calentador Portátil
- ☐ Monitor de Calidad del Aire del Hogar
- ☐ Sistema de Audio en Casa
- ☐ Rastreador de Artículos para Automatización del Hogar
- ☐ Dispositivos Inteligentes del Hogar
- ☐ Concentrador Inteligente (HUB) para todos los Dispositivos del Hogar

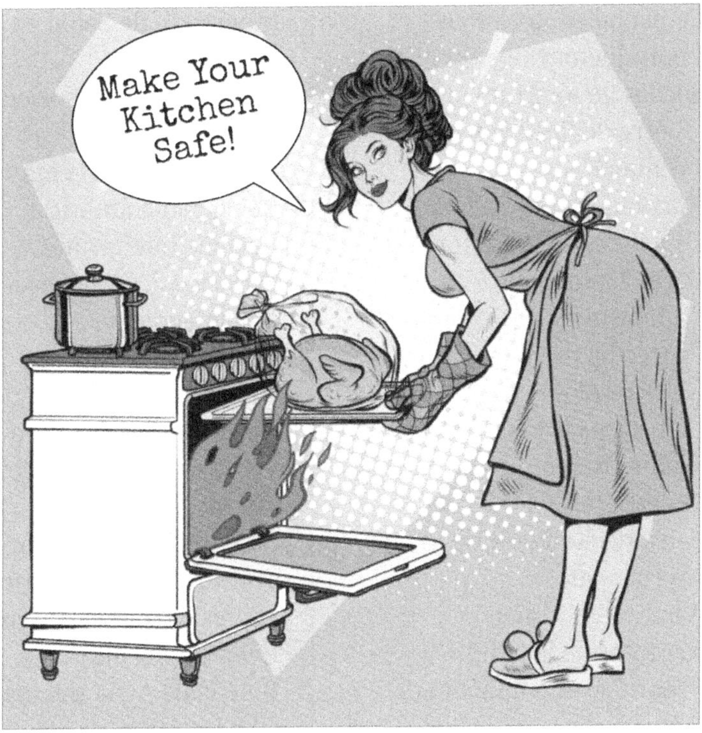

Haga Su Cocina Segura

- ☐ Tetera
- ☐ Humidificador Portátil
- ☐ Intercomunicador
- ☐ Dispositivo de Transmisión por Internet
- ☐ Dispositivo de Televisión por Internet
- ☐ Servicio de Video por Internet
- ☐ iPad/Tablet/Kindle
- ☐ Báscula para Comida
- ☐ Computadora Portátil (Laptop)
- ☐ Foco y Bocina
- ☐ Focos Inteligentes
- ☐ Tiras de Luz–Fluorescentes
- ☐ Tiras de Luz–LEDs
- ☐ Interruptor
- ☐ Sistemas de Iluminación
- ☐ Termómetro Inteligente para Carne
- ☐ Transmisión Multimedia en Línea
- ☐ Horno de Microondas
- ☐ Detector de Movimiento

- ☐ Persianas Motorizadas
- ☐ Reproductor MP3
- ☐ Sensor de Apertura o Cierre de Puerta o Ventana
- ☐ Adaptador de Enchufe/Controlador
- ☐ Barra Multicontactos Inteligente
- ☐ Proyector
- ☐ Refrigerador
- ☐ Cámara para Refrigerador
- ☐ Timbre Remoto para Puerta
- ☐ Sensores Remotos de Termostato
- ☐ Aspiradora Robot
- ☐ Receptor de Satélite
- ☐ Seguridad–Compañero de Cuarto Virtual (Virtual Roommate)
- ☐ Cámara de Seguridad
- ☐ Iluminación de Seguridad
- ☐ Monitoreo de Salud en Asilos
- ☐ Amplificador/Extensor de Señal
- ☐ Olla de Cocción Lenta
- ☐ Bocinas Inalámbricas
- ☐ Bocinas Inteligentes
- ☐ Servicios de Transmisión Independiente
- ☐ Estufa
- ☐ Tetera
- ☐ Sonda de Temperatura
- ☐ Termostato Inteligente
- ☐ Televisión
- ☐ Servicios de Televisión
- ☐ Consola de Video Juegos
- ☐ Lentes de Mejora Visual
- ☐ Reloj Inteligente
- ☐ Botella de Agua Inteligente
- ☐ Olla Inteligente para Cocinar en Agua
- ☐ Sistema de Filtración de Agua

Cocina: Radiación de los CABLES—Radiación Eléctrica, Radiación Magnética y Electricidad Sucia

- ☐ Dispositivos Bluetooth Conectados
- ☐ Dispositivos WiFi Conectados
- ☐ Dispositivos Inalámbricos Conectados
- ☐ Dispositivos Inteligentes Conectados
- ☐ Purificador de Aire
- ☐ Báscula para Hornear
- ☐ Batidora
- ☐ Reproductor DVD Blu-ray
- ☐ Caja de Cable
- ☐ Ventilador de Techo
- ☐ Lámpara de Techo con Bocina

- ☐ Lámpara Fija de Techo
- ☐ Luces de Techo
- ☐ Cargador Inalámbrico
- ☐ Cargadores
- ☐ Reloj
- ☐ Cafetera
- ☐ Sistema Inteligente de Cocción
- ☐ Teléfono Inalámbrico
- ☐ Reproductor de Medios Digitales
- ☐ Reguladores de Intensidad de Luz (Dimmers)
- ☐ Lavavajillas
- ☐ Videograbadora Digital
- ☐ Sartén Freidor Eléctrico
- ☐ Tetera Eléctrica
- ☐ Olla Eléctrica de Cocción Lenta
- ☐ Difusor de Aceites Esenciales
- ☐ Extensiones Eléctricas
- ☐ Ventilador Portátil
- ☐ Diseminador de Fragancia
- ☐ Congelador
- ☐ Sartén Freidor
- ☐ Transmisor de Televisión de Alta Definición
- ☐ Calentador Portátil
- ☐ Monitor de Calidad del Aire
- ☐ Sistema de Audio en Casa
- ☐ Dispositivos Inteligentes del Hogar
- ☐ Concentrador Inteligente (HUB) para todos los Dispositivos del Hogar
- ☐ Humidificador
- ☐ Humidificador Portátil
- ☐ Intercomunicador
- ☐ Dispositivo de Transmisión por Internet
- ☐ Dispositivo de Televisión por Internet
- ☐ Servicio de Video por Internet
- ☐ Lámparas
- ☐ Foco y Bocina
- ☐ Focos–Luces Fluorescentes Compactas(CFLs)
- ☐ Luces–Halógenas Base Pequeña
- ☐ Focos–LEDs algunos
- ☐ Tiras de Luces–Fluorescentes
- ☐ Tiras de Luces–LEDs
- ☐ Interruptor
- ☐ Sistemas de Iluminación
- ☐ Transmisión Multimedia en Línea
- ☐ Horno de Microondas
- ☐ Detector de Movimiento
- ☐ Persianas Motorizadas
- ☐ Adaptador de Enchufe/Controlador
- ☐ Barra Multicontactos
- ☐ Proyector
- ☐ Refrigerador

- ☐ Cámara de Refrigerador
- ☐ Timbre Remoto de Puerta
- ☐ Sensores Remotos de Termostato
- ☐ Receptor de Satélite
- ☐ Seguridad–Compañero de Cuarto Virtual (Virtual Roommate)
- ☐ Cámara de Seguridad
- ☐ Iluminación de Seguridad
- ☐ Monitoreo de Salud en Asilos
- ☐ Amplificador/Extensor de Señal
- ☐ Bocinas
- ☐ Bocinas Inteligentes
- ☐ Servicios de Transmisión Independiente
- ☐ Estufa
- ☐ Horno Tostador
- ☐ Televisión
- ☐ Servicios de Televisión
- ☐ Consola de Video Juego
- ☐ Lentes de Mejora Visual
- ☐ Olla Inteligente para Cocinar en Agua
- ☐ Sistema Eléctrico de Filtración de Agua

93

Baño: Radiación a través del AIRE—WiFi/ Inalámbrico/Bluetooth/Dispositivos Inteligentes

Algunos de los siguientes dispositivos pueden contener un componente WiFi, Inalámbrico, Bluetooth o Inteligente. Normalmente, existe una interacción con un Teléfono Inteligente.

- ☐ Filtros de Aire Inteligentes
- ☐ Purificador de Aire
- ☐ Tapete de Baño Inteligente
- ☐ Ventilador de Baño con Bocina
- ☐ Sensor de Humedad del Baño
- ☐ Bocinas de Baño
- ☐ Ventilador de Techo
- ☐ Lámpara de Techo con Bocina
- ☐ Lámpara Fija de Techo
- ☐ Celular
- ☐ Cargador Inalámbrico
- ☐ Cargadores
- ☐ Reloj
- ☐ Reguladores de Intensidad de Luz (Dimmers)

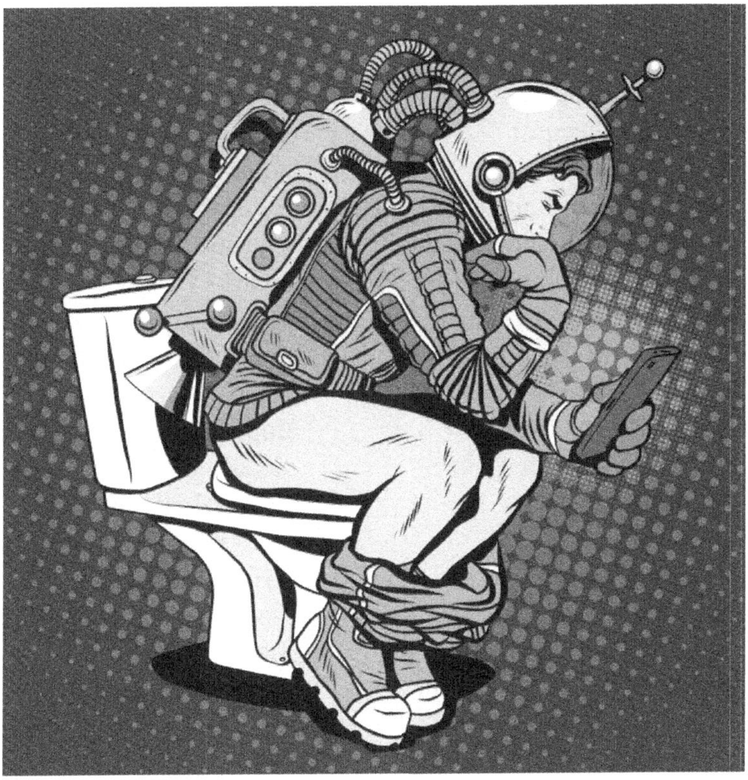

- ☐ Cerraduras de Puerta
- ☐ Auriculares Intrauditivos
- ☐ Lectores de Libros Electrónicos
- ☐ Difusor de Aceites Esenciales
- ☐ Ventilador Portátil
- ☐ Diseminador de Fragancia
- ☐ Lentes Inteligentes
- ☐ Transmisor de Televisión de Alta Definición
- ☐ Auriculares Inalámbricos para la Cabeza
- ☐ Calentador Portátil
- ☐ Monitor de Calidad del Aire del Hogar
- ☐ Sistema de Audio en Casa
- ☐ Rastreador de Artículos para Automatización del Hogar
- ☐ Dispositivos Inalámbricos Inteligentes
- ☐ Concentrador Inteligente (HUB) para todos los Dispositivos del Hogar
- ☐ Humidificador Portátil

- ☐ Intercomunicador
- ☐ iPad/Tablet/Kindle
- ☐ Foco y Bocina
- ☐ Focos Inteligentes
- ☐ Interruptor
- ☐ Sistemas de Iluminación
- ☐ Transmisión Multimedia en Línea
- ☐ Espejo Inteligente
- ☐ Detector de Movimiento
- ☐ Reproductor MP3
- ☐ Sensor de Apertura o Cierre de Puerta o Ventana
- ☐ Adaptador de Enchufe/Controlador
- ☐ Barra Multicontactos Inteligente
- ☐ Control Remoto de Puerta
- ☐ Sensores Remotos de Termostato
- ☐ Aspiradora Robot
- ☐ Báscula para Adultos
- ☐ Báscula para Bebés
- ☐ Sauna
- ☐ Cámara de Seguridad
- ☐ Iluminación de Seguridad
- ☐ Seguridad–Compañero de Cuarto Virtual (Virtual Roommate)
- ☐ Monitoreo de Salud en Asilos
- ☐ Amplificador/Extensor de Señal
- ☐ Bocinas Inalámbricas
- ☐ Bocinas Inteligentes
- ☐ Termostato Inteligente
- ☐ Cepillo de Dientes Inteligente
- ☐ Lentes de Mejora Visual

Baño: Radiación de los CABLES—Radiación Eléctrica, Radiación Magnética y Electricidad Sucia

- ☐ Dispositivos Bluetooth Conectados
- ☐ Dispositivos WiFi Conectados
- ☐ Dispositivos Inalámbricos Conectados
- ☐ Dispositivos Inteligentes Conectados
- ☐ Purificador de Aire
- ☐ Ventilador de Aire con Bocina
- ☐ Sensor de Humedad del Baño
- ☐ Bocinas de Baño
- ☐ Ventilador de Techo
- ☐ Lámpara de Techo con Bocina
- ☐ Lámpara Fija de Techo
- ☐ Cargador Inalámbrico

- ☐ Cargadores
- ☐ Reloj
- ☐ Plancha para Rizos
- ☐ Reguladores de Intensidad de Luz (Dimmers)
- ☐ Rasuradora Eléctrica
- ☐ Cargador de Rasuradora Eléctrica
- ☐ Soporte para Cepillo de Dientes Eléctrico
- ☐ Difusor de Aceites Esenciales
- ☐ Extensiones Eléctricas
- ☐ Ventilador Portátil
- ☐ Diseminador de Fragancia
- ☐ Secadora de Cabello
- ☐ Transmisor de Televisión de Alta Definición
- ☐ Calentador Portátil
- ☐ Monitor de Calidad del Aire del Hogar
- ☐ Sistema de Audio en Casa
- ☐ Dispositivos Inteligentes del Hogar
- ☐ Concentrador Inteligente (HUB) para todos los Dispositivos del Hogar
- ☐ Humidificador Portátil
- ☐ Intercomunicador
- ☐ Foco y Bocina
- ☐ Focos–Luces Compactas Fluorescentes (CFLs)
- ☐ Focos–Halógenos Base Pequeña
- ☐ Focos–LEDs algunos
- ☐ Interruptor
- ☐ Espejo Iluminado
- ☐ Sistemas de Iluminación
- ☐ Transmisión Multimedia en Línea
- ☐ Detector de Movimiento
- ☐ Adaptador de Enchufe/Controlador
- ☐ Barra Multicontactos
- ☐ Timbre Remoto de Puerta
- ☐ Sensores Remotos de Termostato
- ☐ Sauna
- ☐ Seguridad–Compañero de Cuarto Virtual (Virtual Roommate)
- ☐ Cámara de Seguridad
- ☐ Iluminación de Seguridad
- ☐ Monitoreo de Salud en Asilos
- ☐ Amplificador/Extensor de Señal
- ☐ Bocinas
- ☐ Bocinas con Servicios Inteligentes
- ☐ Televisión
- ☐ Servicios de Televisión
- ☐ Consola de Video Juegos
- ☐ Lentes de Mejora Visual

94

Exterior/Patio: Radiación a través del AIRE—WiFi/ Inalámbrico/Bluetooth/Dispositivos

Algunos de los siguientes dispositivos pueden contener un componente WiFi, Inalámbrico, Bluetooth o Inteligente. Normalmente, existe una interacción con un Teléfono Inteligente.

- ☐ Reproductor DVD Blu-ray
- ☐ Caja de Cable
- ☐ Ventilador de Techo
- ☐ Lámpara de Techo con Bocina
- ☐ Lámpara Fija de Techo
- ☐ Teléfono Celular
- ☐ Cargador Inalámbrico
- ☐ Cargadores
- ☐ Reloj
- ☐ Teléfono Inalámbrico
- ☐ Puerta de Entrega Inteligente
- ☐ Reproductor de Medios Digitales
- ☐ Reguladores de Intensidad de Luz (Dimmers)
- ☐ Timbre de Puerta
- ☐ Cerraduras de Puerta
- ☐ Videograbadora Digital
- ☐ Lectores de Libros Inteligentes
- ☐ Difusor de Aceites Esenciales
- ☐ Ventilador Portátil
- ☐ Maceta con Bocinas
- ☐ Diseminador de Fragancia
- ☐ Sistemas para Juegos Electrónicos
- ☐ Sensor para Jardín
- ☐ Detector de Fuga de Gas
- ☐ Lentes Inteligentes
- ☐ Transmisor de Televisión de Alta Definición
- ☐ Auriculares Inalámbricos para la Cabeza
- ☐ Calentador Portátil
- ☐ Sistema de Audio en Casa
- ☐ Rastreador de Artículos para Automatización del Hogar
- ☐ Dispositivos Inteligentes del Hogar
- ☐ Concentrador Inteligente (HUB) para todos los Dispositivos del Hogar
- ☐ Humidificador Portátil
- ☐ Hielera con Bocinas

- ☐ Caja de Seguridad Inteligente
- ☐ Intercomunicador
- ☐ Dispositivo de Transmisión por Internet
- ☐ Dispositivo de Televisión por Internet
- ☐ Servicio de Video por Internet
- ☐ iPad/Tablet/Kindle
- ☐ Sistema de Riego
- ☐ Lámparas Inteligentes
- ☐ Computadora Portátil (Laptop)
- ☐ Foco y Bocina
- ☐ Focos Inteligentes
- ☐ Interruptor
- ☐ Iluminación
- ☐ Sistemas de Iluminación
- ☐ Termómetro Inteligente para Carne
- ☐ Transmisión Multimedia en Línea
- ☐ Monitoreo Médico
- ☐ Monitoreo de Meditación
- ☐ Micrófono
- ☐ Detector de Movimiento
- ☐ Reproductor MP3
- ☐ Sensor de Apertura o Cierre de Puerta o Ventana
- ☐ Asador para Exterior
- ☐ Concentrador Inteligente (HUB) para Exterior
- ☐ Luces para Exterior con Bocinas
- ☐ Cerradura para Exterior
- ☐ Detectores de Movimiento para Exterior
- ☐ Ahumador para Exterior
- ☐ Camastro para Patio
- ☐ Calentador para Patio
- ☐ Calentador para Patio con Bocinas
- ☐ Adaptador de Enchufe/Controlador
- ☐ Barra Multicontactos Inteligente
- ☐ Proyector
- ☐ Monitor de Nivel de Tanque de Gas
- ☐ Timbre Remoto de Puerta
- ☐ Sensores Remotos de Termostato
- ☐ Receptor de Satélite
- ☐ Sauna
- ☐ Cámara de Seguridad
- ☐ Iluminación de Seguridad
- ☐ Monitoreo de Salud en Asilos
- ☐ Amplificador/Extensor de Señal
- ☐ Bocinas Inalámbricas
- ☐ Bocinas Inteligentes
- ☐ Bocinas en Spa
- ☐ Servicios de Transmisión Independiente
- ☐ Termostato Inteligente
- ☐ Televisión

- ☐ Servicios de Televisión
- ☐ Bocinas para Paraguas
- ☐ Medidor de Servicios Públicos, Electricidad
- ☐ Medidor de Servicios Públicos, Gas
- ☐ Medidor de Servicios Públicos, Agua
- ☐ Consola de Video Juegos
- ☐ Lentes de Mejora Visual
- ☐ Reloj Inteligente
- ☐ Botella de Agua Inteligente
- ☐ Detector de Fuga de Agua
- ☐ Estación Meteorológica

Exterior/Patio: Radiación de los CABLES—Radiación Eléctrica, Radiación Magnética y Electricidad Sucia

- ☐ Dispositivos Bluetooth Conectados
- ☐ Dispositivos WiFi Conectados
- ☐ Dispositivos Inalámbricos Conectados
- ☐ Dispositivos Inteligentes Conectados

- ☐ Líneas Eléctricas Subterráneas
- ☐ Línea de Televisión por Cable
- ☐ Líneas de Alta Tensión
- ☐ Línea de Teléfono
- ☐ Medidor de Servicios Públicos, Electricidad
- ☐ Medidor de Servicios Públicos, Gas
- ☐ Medidor de Servicios Públicos, Agua
- ☐ Tubería de Agua
- ☐ Reproductor DVD Blu-ray
- ☐ Caja de Cable
- ☐ Línea de Televisión por Cable
- ☐ Ventiladores de Techo
- ☐ Lámpara de Techo con Bocina
- ☐ Lámpara Fija de Techo
- ☐ Cargador Inalámbrico
- ☐ Cargadores
- ☐ Reloj Eléctrico
- ☐ Teléfono Inalámbrico
- ☐ Reproductor de Medios Digitales
- ☐ Reguladores de Intensidad de Luz (Dimmers)
- ☐ Videograbadora Digital
- ☐ Asador/Ahumador para Exterior
- ☐ Camastro Eléctrico para Patio

- ☐ Calentador Eléctrico para Patio
- ☐ Calentador Eléctrico para Patio con Bocinas Bluetooth
- ☐ Difusor de Aceites Esenciales
- ☐ Extensiones Eléctricas
- ☐ Ventilador Portátil
- ☐ Diseminador de Fragancia
- ☐ Sistemas de Juegos Electrónicos
- ☐ Transmisor de Televisión de Alta Definición
- ☐ Calentador Portátil
- ☐ Sistema de Audio del Hogar
- ☐ Dispositivos Inteligentes del Hogar
- ☐ Concentrador Inteligente (HUB) para todos los Dispositivos
- ☐ Humidificador Portátil
- ☐ Hielera con Bocinas
- ☐ Caja de Cerradura Inteligente
- ☐ Intercomunicador
- ☐ Dispositivo de Transmisión por Internet
- ☐ Dispositivo de Televisión por Internet
- ☐ Servicio de Video por Internet
- ☐ Sistema de Riego
- ☐ Controlador del Sistema de Riego
- ☐ Lámparas
- ☐ Foco y Bocina
- ☐ Focos–Luces Fluorescentes Compactas(CFLs)
- ☐ Focos–Halógenos Base Pequeña
- ☐ Focos–LEDs algunos
- ☐ Interruptor
- ☐ Iluminación
- ☐ Sistemas de Iluminación
- ☐ Transmisión Multimedia en Línea
- ☐ Monitoreo Médico
- ☐ Monitoreo de Meditación
- ☐ Micrófono
- ☐ Detector de Movimiento
- ☐ Asador para Exterior
- ☐ Concentrador Inteligente (HUB) para Exterior
- ☐ Luces para Exterior con Bocinas
- ☐ Detectores de Movimiento para Exterior
- ☐ Concentrador WiFi Inteligente (HUB) para Exterior
- ☐ Camastro para Patio
- ☐ Calentador para Patio
- ☐ Calentador para Patio con Bocinas
- ☐ Adaptador de Enchufe/Controlador

- ☐ Barra Multicontactos
- ☐ Proyector
- ☐ Timbre Remoto de Puerta
- ☐ Sensores Remotos de Termostato
- ☐ Receptor de Satélite
- ☐ Sauna
- ☐ Cámara de Seguridad
- ☐ Iluminación de Seguridad
- ☐ Monitoreo de Salud en Asilos
- ☐ Amplificador/Extensor de Señal
- ☐ Bocinas
- ☐ Bocinas Inteligentes
- ☐ Bocinas en Spa
- ☐ Servicios de Transmisión Independiente
- ☐ Termostato
- ☐ Televisión
- ☐ Servicios de Televisión
- ☐ Consola de Video Juegos
- ☐ Detector de Fuga de Agua

95

Lavandería: Radiación a través del AIRE—WiFi/ Inalámbrico/Bluetooth/Dispositivos Inteligentes

Algunos de los siguientes dispositivos pueden contener un componente WiFi, Inalámbrico, Bluetooth o Inteligente. Normalmente, existe una interacción con un Teléfono Inteligente.

- ☐ Filtros de Aire Inteligentes
- ☐ Purificador de Aire
- ☐ Ventilador de Techo
- ☐ Lámpara de Techo con Bocina
- ☐ Lámpara Fija de Techo
- ☐ Teléfono Celular
- ☐ Cargador Inalámbrico
- ☐ Cargadores
- ☐ Reloj
- ☐ Teléfono Inalámbrico
- ☐ Reguladores de Intensidad de Luz (Dimmers)
- ☐ Cerraduras de Puerta
- ☐ Secadora
- ☐ Ventilador Portátil
- ☐ Diseminador de Fragancia
- ☐ Transmisor de Televisión de Alta Definición
- ☐ Calentador Portátil

- ☐ Monitor de Calidad del Aire del Hogar
- ☐ Sistema de Audio en Casa
- ☐ Dispositivos Inteligentes del Hogar
- ☐ Concentrador Inteligente (HUB) para todos los Dispositivos del Hogar
- ☐ Humidificador Portátil
- ☐ Intercomunicador
- ☐ Lámparas
- ☐ Foco y Bocina
- ☐ Focos Inteligentes
- ☐ Interruptor
- ☐ Iluminación
- ☐ Sistemas de Iluminación
- ☐ Detector de Movimiento
- ☐ Sensor de Apertura o Cierre de Puerta o Ventana
- ☐ Adaptador de Enchufe/Controlador
- ☐ Timbre Remoto de Puerta
- ☐ Sensores Remotos de Termostato
- ☐ Aspiradora Robot
- ☐ Cámara de Seguridad
- ☐ Iluminación de Seguridad
- ☐ Seguridad–Compañero de Cuarto Virtual (Virtual Roommate)
- ☐ Amplificador/Extensor de Señal
- ☐ Bocinas Inalámbricas
- ☐ Bocinas Inteligentes
- ☐ Termostato Inteligente
- ☐ Televisión
- ☐ Lavadora
- ☐ Reloj Inteligente

Lavandería: Radiación de los CABLES—Radiación Eléctrica, Radiación Magnética y Electricidad Sucia

- ☐ Dispositivos Bluetooth Conectados
- ☐ Dispositivos WiFi Conectados
- ☐ Dispositivos Inalámbricos Conectados
- ☐ Dispositivos Inteligentes Conectados
- ☐ Purificador de Aire
- ☐ Ventiladores de Techo
- ☐ Lámpara de Techo con Bocina
- ☐ Lámpara Fija de Techo
- ☐ Cargador Inalámbrico
- ☐ Cargadores
- ☐ Reloj
- ☐ Teléfono Inalámbrico

- ☐ Reguladores de Intensidad de Luz (Dimmers)
- ☐ Secadora
- ☐ Difusor de Aceites Esenciales
- ☐ Extensiones Eléctricas
- ☐ Ventilador Portátil
- ☐ Diseminador de Fragancia
- ☐ Transmisor de Televisión de Alta Definición
- ☐ Calentador Portátil
- ☐ Monitor de Calidad del Aire del Hogar
- ☐ Sistema de Audio en Casa
- ☐ Dispositivos Inteligentes del Hogar
- ☐ Concentrador Inteligente (HUB) para todos los Dispositivos del Hogar
- ☐ Humidificador Portátil
- ☐ Intercomunicador
- ☐ Lámparas
- ☐ Foco y Bocina
- ☐ Focos–Luces Fluorescentes Compactas (CFLs)
- ☐ Focos–Halógenos Base Pequeña
- ☐ Focos–LEDs algunos
- ☐ Interruptor
- ☐ Iluminación
- ☐ Sistemas de Iluminación
- ☐ Detector de Movimiento
- ☐ Adaptador de Enchufe/Controlador
- ☐ Barra Multicontactos
- ☐ Control Remoto de Puerta
- ☐ Sensores Remotos de Termostato
- ☐ Seguridad–Compañero de Cuarto Virtual (Virtual Roommate)
- ☐ Cámara de Seguridad
- ☐ Iluminación de Seguridad
- ☐ Amplificador/Extensor de Señal
- ☐ Bocinas
- ☐ Bocinas Inteligentes
- ☐ Televisión
- ☐ Lavadora

96

Cochera/Sótano: Radiación a través del AIRE—WiFi/Inalámbrico/Bluetooth/Dispositivos Inteligentes

Algunos de los siguientes dispositivos pueden contener un componente WiFi, Inalámbrico, Bluetooth o Inteligente. Normalmente, existe una interacción con un Teléfono Inteligente.

- ☐ Alerta Inteligente de Entrada
- ☐ Dispositivo para abrir Puerta de Cochera
- ☐ Sistema de Audio en Casa
- ☐ Dispositivos Inteligentes del Hogar
- ☐ Reloj de Riego
- ☐ Barra Multicontactos Inteligente
- ☐ Sauna
- ☐ Herramientas Inteligentes
- ☐ Sistema de Filtración de Agua
- ☐ Detector de Fuga de Agua
- ☐ Suavizador de Agua
- ☐ Estación Meteorológica

Cochera/Sótano: Radiación de los CABLES—Radiación Eléctrica, Radiación Magnética y Electricidad Sucia

- ☐ Dispositivos Bluetooth Conectados
- ☐ Dispositivos WiFi Conectados
- ☐ Dispositivos Inalámbricos Conectados
- ☐ Dispositivos Inteligentes Conectados
- ☐ Extensiones Eléctricas
- ☐ Dispositivo para Abrir Puerta de Cochera
- ☐ Sistema de Audio en Casa
- ☐ Dispositivos Inteligentes del Hogar
- ☐ Reloj de Riego

- ☐ Focos–Luces Fluorescentes Compactas(CFLs)
- ☐ Focos–Halógenos Base Pequeña
- ☐ Focos–LEDs algunos
- ☐ Barra Multicontactos
- ☐ Sauna
- ☐ Sistema de Filtración de Agua
- ☐ Detector de Fuga de Agua
- ☐ Suavizador de Agua
- ☐ Estación Meteorológica

97

Automóvil: Radiación a través del AIRE—WiFi/ Inalámbrico/Bluetooth/Dispositivos Inteligentes

Algunos de los siguientes dispositivos pueden contener un componente WiFi, Inalámbrico, Bluetooth o Inteligente. Normalmente, existe una interacción con un Teléfono Inteligente.

- ☐ Monitoreo Inteligente Avanzado de Asiento de Automóvil
- ☐ Dispositivos Bluetooth
- ☐ Marco para Placas de Automóvil
- ☐ Monitor de Automóvil de Conducción en Estado de Ebriedad y Fatiga
- ☐ Cargador Inalámbrico
- ☐ Lentes Inteligentes
- ☐ Reproductor MP3
- ☐ Dispositivos Inteligentes
- ☐ Visera con Bocina
- ☐ Reloj Inteligente
- ☐ Dispositivos WiFi
- ☐ Dispositivos Inalámbricos

Automóvil: Radiación de los CABLES—Radiación Eléctrica, Radiación Magnética y Electricidad Sucia

- ☐ Cualquier dispositivo que usted conecte en un adaptador de 2 o 3 polos en un automóvil–Dispositivos 120 Voltios

98

Dispositivos Equinos

Algunos de los siguientes dispositivos pueden contener un componente WiFi, Inalámbrico, Bluetooth o Inteligente. Normalmente, existe una interacción con un Teléfono Inteligente.

☐ Monitor de Movimiento para Silla de Montar a Caballo
☐ Monitor de Seguridad de Caída de Jinete
☐ Cercas Inalámbricas

99

Consulta Gratuita CEM

¡Reserve Hoy su Consulta Gratuita de 15 Minutos!
Contacto: www.StopDirtyElectricity.com

Sitios Web y Recursos

Hay cientos de páginas web fabulosas sobre CEM. Para empezar, aquí están algunas de mis páginas web favoritas.

StopDirtyElectricity.com: Bill Cadwallader, Especialista Certificado en Radiación Electromagnética, detecta y reduce las amenazas de radiación electromagnética en su lugar de trabajo, escuela y casa. Bill es reconocido como un experto internacional en Campos Electromagnéticos y en el 5G. https://stopdirtyelectricity.com

Antenna Search: Escriba su dirección en el cuadro de búsqueda y vea cuántas torres de telefonía celular hay en su vecindario dentro de un radio de 3.2 Kms. http://www.antennasearch.com

BioInitiative Report (actualizado en 2020) ha recopilado miles de publicaciones revisadas en donde se documentan los efectos biológicos que tienen los CEM sobre la salud humana y el medioambiente. https://bioinitiative.org

Building Biology Institute ofrece cursos educativos (y certificaciones) en conocimiento técnico y remediación práctica de radiación electromagnética. https://buildingbiologyinstitute.org

Para encontrar a un Especialista Certificado en Radiación Electromagnética en su área, visite: https://buildingbiologyinstitute.org/find-an-expert/

Canadians for Safe Technology (C4ST) busca educar e informar a los Canadienses y a los políticos sobre los peligros de la exposición a inseguros niveles de radiación de la tecnología y trabajar con todos los niveles del gobierno para crear comunidades más sanas para los niños y sus familias a lo largo de Canadá. http://c4st.org

Cell Phone Task Force proporciona una cámara de compensación global para obtener información sobre los efectos dañinos de la tecnología inalámbrica y una red nacional de apoyo para personas lesionadas o discapacitadas por campos electromagnéticos. https://www.cellphonetaskforce.org

CEP (Center for Electro-smog Prevention) es un grupo dedicado a prevenir y reducir la contaminación electromagnética ambiental en California. http://www.electrosmogprevention.org/stop-5g-action-plan/10-actions-to-help-stop-5g/

Create Healthy Homes: Oram Miller es uno de los principales expertos del mundo en radiación electromagnética y el 5G. Esta página web proporciona algunos de los detalles técnicos detrás de esta tecnología. Createhealthyhomes.com

Electric Sense: Este sitio web ofrece ayuda a aquellos que tienen EHS (Hipersensibilidad Electromagnética). Lloyd Burrell ha entrevistado a cientos de científicos, investigadores y profesionales de la salud y los pone a disposición a través de podcasts y videos. Este sitio web también incluye temas controversiales sobre el 5G, colusión y encubrimiento, vigilancia, etc. https://www.electricsense.com

Environmental Health Trust: su misión es salvaguardar la salud humana y el medio ambiente al empoderar a las personas con información de vanguardia. Este sitio se mantiene al día con las últimas investigaciones científicas y proporciona una gran cantidad de herramientas útiles para usar de base. https://ehtrust.org

Generation Zapped: este documental investiga los peligros potenciales de la exposición prolongada a las frecuencias de radio (RF) de la tecnología inalámbrica y sus efectos en nuestra salud y bienestar, así como en la salud y el desarrollo de nuestros niños. https://generationzapped.com

GUARDS (Global Union Against Radiation Deployment from Space) es una coalición internacional de científicos que hablan sobre los peligros ambientales de la proliferación de la tecnología inalámbrica y el despliegue de satélites 5G. http://www.stopglobalwifi.org

International Appeal to Stop 5G on Earth and in Space. Este sitio se ocupa de cuestiones medioambientales de la tecnología. https://www.5gspaceappeal.org/the-appeal

International EMF Scientist Appeal: sirve como una voz creíble e influyente de los científicos de CEM que están haciendo un llamado urgente a las Naciones Unidas y a sus sub-organizaciones, la OMS y el UNEP y a todos los Estados miembros de la ONU, para una mayor protección de la salud en la exposición a CEM. https://emfscientist.org

Manhattan Neighbors for Safer Telecommunications: su misión es concientizar sobre los efectos dañinos para la salud física y mental que causan los teléfonos celulares, Wi-Fi, ordenadores inalámbricos, teléfonos portátiles, tiempo de pantalla excesivo, uso de tecnología a temprana edad, equipos de servicios inalámbricos y antenas y torres de telefonía móvil del vecindario. https://manhattanneighbors.org

Stop the Assault on Hawaii: una coalición de residentes educados y preocupados de las islas hawaianas que se han unido al esfuerzo global para limitar y/o detener el despliegue de tecnologías inalámbricas dañinas en sus preciosas islas (incluyendo 5G y medidores inteligentes). http://keepyourpower.org

Take Back Your Power: Este grupo examina los peligros de los "medidores inteligentes" para su privacidad, salud y libertad. Usted puede transmitir de forma gratuita el documental "Take Back Your Power". https://www.takebackyourpower.net

WATE (We Are The Evidence) tiene la intención de exponer la epidemia reprimida de la enfermedad, el sufrimiento y la crisis de derechos humanos creada por la radiación de la tecnología inalámbrica; alza la voz de los heridos; defiende y asegura sus derechos y obliga a la sociedad y a los gobiernos a tomar acciones correctivas e informar al público del daño. Trabajan a través de la educación, el cabildeo y la acción legal. https://wearetheevidence.org

¿Quiere más?

EXPOSED: The Electronic Sickening of America and How to Protect Yourself – Includes Dangers of 5G & Smart Devices. Este libro incluye más de 300 referencias de libros, artículos y sitios web relacionados con la radiación electromagnética, así como soluciones avanzadas.

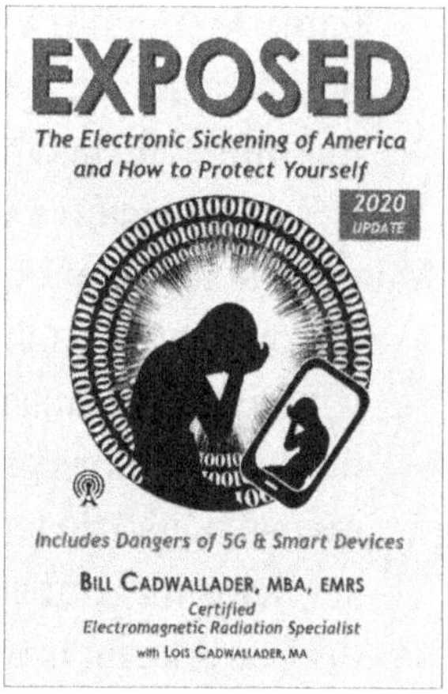

www.StopDirtyElectricity.com

Acerca de los Autores

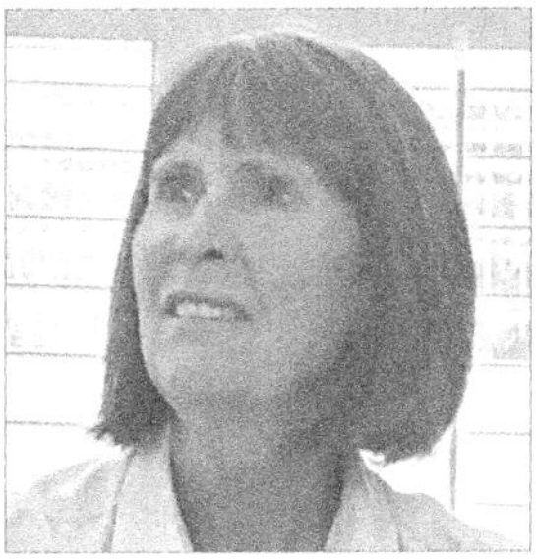

Lois Cadwallader, MA, ha sido educadora profesional toda su vida adulta.

Ella es co-autora del libro *Exposed: The Electronic Sickening of America and How to Protect Yourself – Includes Dangers of 5G & Smart Devices*.

Es una destacada escritora del sitio web EMF de Lloyd Burrell, www.electricsense.com.

Ella disfruta el senderismo, el ciclismo y el voluntariado en Good News Clubs® después de la escuela.

Su esposo, Bill Cadwallader, MBA, EMRS, es un Especialista Certificado en Radiación Electromagnética y se desempeñó como consultor técnico para este libro.

El es autor del libro of *Exposed* y ofrece inspecciones de viviendas de campos electromagnéticos y remediación en Nevada, el sur de California, sur de Utah y Arizona. También está disponible para charlas y consultas telefónicas.

Viven en Las Vegas, Nevada, con un gato de 20 años, "Pushy."

Un reconocimiento especial a Erin Calkins, Consultora de Imagen Gráfica y Redes Sociales, quien mantiene las publicaciones juveniles y un poco atrevidas.
https://www.dramaticrabbit.com

Acerca de la Traductora

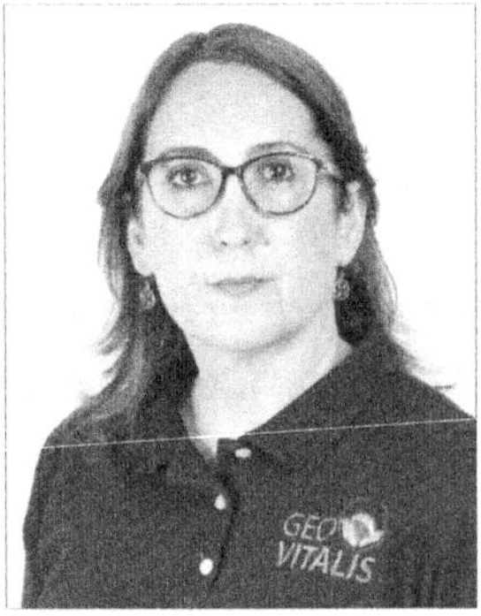

Nelda Cantú vive en Monterrey, México, tiene más de 10 años de experiencia en medición de campos electromagnéticos (CEM) y estrés geopático.

Es Especialista Certificada en Radiación Electromagnética (EMRS) por el Building Biology Institute. Su formación la inició en el año 2006 y a lo largo de estos años se ha capacitado con especialistas de diferentes países. Es una apasionada estudiante que disfruta prepararse y estar en búsqueda constante de nuevas soluciones para sus clientes.

Nelda dirige GEOVITALIS, negocio que ofrece servicios de medición de campos electromagnéticos y estrés geopático mediante evaluaciones de casas, terrenos y oficinas habitadas o por habitar. Su trabajo consiste en identificar amenazas de CEM y estrés geopático, implementar soluciones y ayudar a sus clientes a prevenir enfermedades, mejorando su salud y calidad de sueño.

Nelda Cantú, EMRS
Monterrey, México
GEOVITALIS
www.geovitalis.com
nelda@geovitalis.com

Made in the USA
Monee, IL
07 August 2023

40570752R00057